Thomas Bock

Psychose und Eigensinn

Noncompliance als Chance

Psychiatrie Verlag

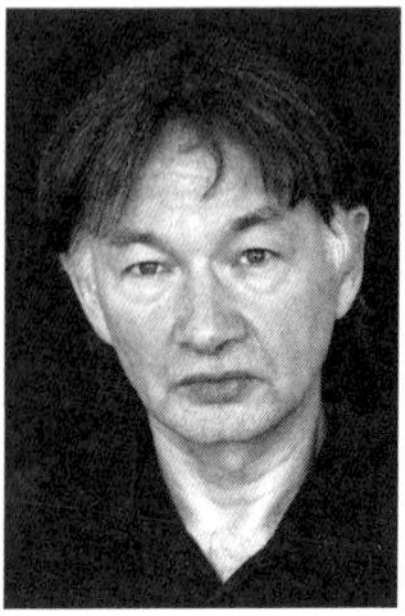

Prof. Dr. phil. Thomas Bock *ist Professor für Klinische Psychologie und Sozialpsychiatrie, Psychologischer Psychotherapeut, seit 40 Jahren am Universitätsklinikum Hamburg Eppendorf, Autor von Fach- und Kinderbüchern. Er hat mit Dorothea Buck die Psychoseseminare und weitere trialogische Projekte gegründet und Auszeichnungen für Versorgung, Lehre und Forschung bekommen.*

Thomas Bock

Psychose und Eigensinn

Noncompliance als Chance

Mit Beiträgen von Michaela Amering,
Jutta Jentges, Sibylle Prins und Gwen Schulz
sowie einem Gespräch mit Dorothea Buck

PARANUS
im
Psychiatrie
Verlag

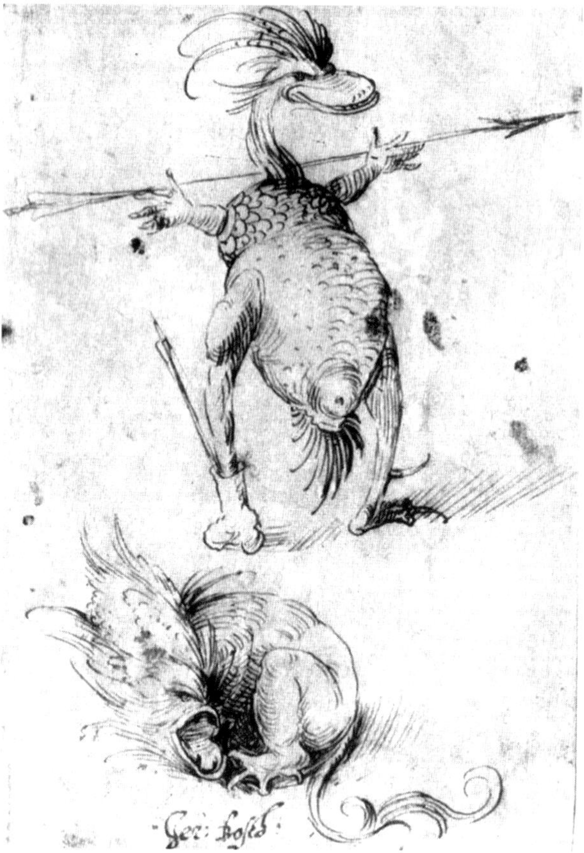

Wie Höllenhunde bewachen zwei Dogmen den Eingang zur Psychiatrie: Nur wer Krankheitseinsicht und Compliance aufbringt, kommt (ohne Zwang) Zugang zu den psychiatrischen Hilfsangeboten.

*»Von tausend Erfahrungen, die wir machen, bringen wir höchstens eine zur Sprache, und auch diese bloß zufällig und ohne die Sorgfalt, die sie verdiente. Unter den stummen Erfahrungen sind die verborgen, die unserem Leben unbemerkt seine Form, seine Färbung und seine Melodie geben. Wenn wir uns dann, als Archäologen der Seele, diesen Schätzen zuwenden, entdecken wir, wie verwirrend sie sind. Der Gegenstand der Betrachtung weigert sich, stillzustehen, die Worte gleiten am Erlebten ab, und am Ende stehen lauter Widersprüche auf dem Papier. Lange Zeit habe ich geglaubt, das sei ein Mangel, den es zu überwinden gelte. Heute denke ich, dass es sich anders verhält: dass die Anerkennung der Verwirrung der Königsweg zum Verständnis dieser vertrauten und doch rätselhaften Erfahrungen ist. Das klingt sonderbar, ja eigentlich absonderlich, ich weiß. Aber seit ich die Dinge so sehe, habe ich das Gefühl, das erste Mal richtig wach und am Leben zu sein …
Wenn es so ist, dass wir nur einen kleinen Teil von dem leben, was in uns ist – was geschieht mit dem Rest?«*

Pascal Mercier, *Nachtzug nach Lissabon*, S. 28–29

Einleitung

Noch machen wir es uns leicht: Eigensinn gilt als störend, Noncompliance als Krankheitsmerkmal. Und an den Eingang der Psychiatrie haben wir zwei Dogmen gestellt, die jenseits von Zwangsmaßnahmen nur angepassten Patientinnen und Patienten mit »Krankheitseinsicht« und »Compliance« Zutritt lassen. Die Geschichten eigensinniger, sich mir anvertrauender Menschen haben mich gelehrt, dieses Konzept infrage zu stellen. Manche dieser Geschichten haben inzwischen ein gutes Ende gefunden. Gesammelt habe ich sie nach und nach, dann insgesamt bearbeitet und so verfremdet, dass der persönliche Datenschutz und die Eigenheit der Hauptakteure gewahrt bleiben. In dieser Ausgabe habe ich sechs neue hinzugefügt. Viele lassen Spielraum für andere Interpretationen und Schlussfolgerungen, bei allen bleiben Unsicherheiten. Manchmal habe ich mich gefragt, ob ich sie erzählen darf, bevor sie zu Ende sind. Doch wann sind Geschichten zu Ende?

Wir müssen mit Ungewissheiten leben. Das ist für mich eine wichtige Lehre der Geschichten. Wir müssen dem Sog der Vereinfachung widerstehen, müssen von medizinischen Konzepten abstrahieren, müssen uns angreifbar machen und Beziehung riskieren, ohne reine Wahrheit auskommen und ohne letztes Wort unsere Angebote aushandeln und dem Eigensinn mehr Raum geben. Einige Gedanken musste ich radikal formulieren, um gegen den aktuellen Trend anzukommen. Manche Schlussfolgerung geschieht impulsiv und sicher nicht endgültig. Der Titel erlaubt es mir.

Eigensinn hat viele Bedeutungen, umfasst die Sinne, die eigene Wege gehen, und das Ringen um Eigenheit und Sinn. Der eigene Sinn der Psychosen ist Thema meines Gesprächs mit Dorothea Buck. Michaela Amering gibt Einblick in die aktuelle Recoveryforschung, ein hoffnungsvolles Konzept, das viele meiner Ideen zu anthropologischen Konzepten, zu den Grenzen der Pathologie, zum Nutzen des Eigensinns und zur Umorientierung der Psychiatrie aufgreift.

Eine Psychiatrie ohne Eigensinn hat einfache Konzepte, klare Diagnosen, Standardmedikationen, ein abgeschottetes Menschenbild …

und ist langweilig (muss unendlich langweilig sein). – Die Arbeit mit eigensinnigen Patientinnen und Patienten ist anstrengend, vielseitig, lebensnah, birgt überraschende Wendungen mit offenem Ende ... und macht Spaß.

Jetzt erst recht! Ein paar Worte zur Neuausgabe

Das Wortspiel »Eigen-Sinn« löst sehr unterschiedliche Assoziationen aus. Oft werden damit »störende« oder »unerwünschte« – eben »eigensinnige« – Verhaltensweisen in Verbindung gebracht. Doch noch im 18. Jahrhundert wurde Eigensinn im Sinne von »eigener Sinn und stolzer Mut« verstanden und ausschließlich auf selbstständig denkende Menschen angewandt. Ich möchte vorschlagen, dass wir diesem Aspekt mehr Bedeutung beimessen – gerade auch in der Psychiatrie.

Erst im 19. Jahrhundert wurde – nicht zuletzt durch die Pädagogik – der Begriff anders interpretiert. Eigensinn sollte unterdrückt und durch Disziplinierung und Anpassung sollten fremdbestimmte Ziele und Perspektiven in den Vordergrund gestellt werden. Diese Haltung beeinflusste leider auch den Kontext psychisch erkrankter Menschen.

Für die Zukunft können wir fragen: Hängt nicht unser Überleben davon ab, dass ausreichend viele Menschen, auch Politikerinnen und Politiker sowie Organisationen, eigensinnig genug wahrnehmen, denken und handeln? Erwarten wir nicht z.B. von Führungskräften diese innere Freiheit statt Kadavergehorsam? Suchen nicht Mitarbeitende aller Sparten auch Raum für Eigenheit und Sinn statt Stumpf-Sinn? Und führen nicht gerade Zeitmangel, Leistungsdruck und Stress dazu, dass wir an Grenzen kommen und unseren notwendigen Eigensinn vernachlässigen? Hat also Eigensinn inzwischen einen gesellschaftlich höheren Stellenwert?

In der Psychiatrie hat die Diskussion um Recoveryorientierung Fahrt aufgenommen. Projekte wie das Weddinger Modell berufen sich darauf. Soteria-Stationen setzen auf gemeinsames Handeln und therapeutisches Milieu. Hometreatment-Ansätze ermöglichen eine andere Wertschätzung von sozialen Ressourcen und Beziehungskultur, aber eben auch des Eigensinns; umgekehrt sind sie in ihrer Umsetzung darauf angewiesen. Peersupport oder Genesungsbegleitung vermittelt zwischen Selbst- und Fremdhilfe, öffnet allein dadurch den Spielraum für Eigensinn – bei Betroffenen oder Erfahrenen, Angehörigen sowie Fachkräften. Recovery Colleges verstärken diesen Aspekt in der Fortbildung.

Insofern bleibe ich meinem Optimismus treu. Die Wertschätzung von Eigensinn ist wichtiger denn je. In diesem Sinne habe ich die alte Ausgabe überarbeitet. Die neue Fassung enthält neue Geschichten. Sie wird aber auch von neuen Themen bereichert: Gwen Schulz fragt nach dem Eigensinn der Therapeutinnen und Therapeuten und konkretisiert das mit der Aufforderung, mit eigenen Krisen offener umzugehen und diese Art der menschlichen Transparenz nicht den Genesungsbegleiterinnen und -begleitern allein zu überlassen. Und gemeinsam mit ihr frage ich, ob die äußere Bedrohung nicht mehr Relevanz für die innere (eben auch für die psychotische) Verarbeitung hat, als wir bisher annehmen konnten. Ob es nicht auch so etwas wie einen gesellschaftlichen Eigensinn der Psychose gibt.

Herzlichen Dank an alle Beteiligten für die spannenden Begegnungen und guten Gelegenheiten, zu lernen.

Aspekte von Eigensinn

Eigensinn und seelische Not

Allgemeiner und besonderer Eigensinn

Eigensinnige Menschen sind anstrengend und bewundernswert. Sie nerven, stoßen andere vor den Kopf, sprengen Normen, sind unkonventionell, stellen Selbstverständliches infrage und kommen auf ungewöhnliche Ideen. Psychisch erkrankte, insbesondere psychoseerfahrene Menschen erscheinen manchmal extrem eigensinnig – vielleicht nicht ganz freiwillig und nicht aus souveräner Position, eher aus der Not heraus, als Ausweg aus einem aktuell unlösbaren Dilemma oder im Sinne einer Überlebensstrategie. Dieser Eigensinn ist radikal, erscheint stark und schwach zugleich, bedeutet Zuflucht vor vermeintlichen Übergriffen, aber eben auch dem schmerzhaften Verlust von Selbstverständlichkeit.

Aus der Sicherheit heraus kann Eigensinn provozieren, Anregungen geben; doch beiden Seiten bleibt der Rückweg zum Common Sense offen. Menschen, die aus der Krise heraus eigensinnig werden, gehen ein höheres Risiko ein; auch sie geben Anstöße, doch fällt es in der Unsicherheit manchmal schwerer, sie als solche zu erkennen. – Aus der Stärke heraus kann es verlockend erscheinen, dem Alltag eine eigensinnige Wendung zu geben; die Integrität bleibt erhalten. Wenn der Alltag nicht mehr trägt, gewohnte Bedeutungsmuster verloren gehen, kann Eigensinn zur Notwendigkeit werden; die innere Kontinuität der Entwicklung wahrzunehmen, gelingt dann oft erst im Nachhinein und/oder wird zur Aufgabe anderer.

Es gibt also Eigensinn, der von Selbstbewusstsein getragen wird, und solchen auf brüchigem Boden, souveränen und weniger souveränen Eigensinn. Der Übergang ist fließend. Eigensinn kann die individuellen, familiären, sozialen und gesellschaftlichen Grenzen sprengen; das hängt nicht nur von seiner Besonderheit, sondern auch von diesen Grenzen ab.

Kulturelle Bedeutung des Eigensinns

Es kann zu viel, aber auch zu wenig Eigensinn geben. Jede Kultur braucht nicht nur angepasste »Leistungsträger«, sondern auch eine gehörige Position eigensinniger Menschen. Diese gesellschaftliche Funktion des Störens können bestimmte Berufsgruppen (z.B. Künstler) haben, aber auch bestimmte soziale Gruppen (z.B. Jugendliche, Musikszenen, Studierende) oder politische Gruppierungen. Vielleicht hilft uns der Blick in andere Zeiten und Kulturen: Im Mittelalter war es Aufgabe des Hofnarren, Gegenspieler des absolutistischen Herrschers zu sein, er allein durfte ihn ungestraft veralbern und zugleich wichtige Wahrheiten vermitteln. In indianischen Kulturen gibt es die Rolle des Koscharen; nur er darf den Schamanen bei seinen Riten stören und verhindert so, dass dieser mit allzu großer Strenge das Zusammenleben beschädigt. Herr Kemme (Geschichte G) formuliert für sich selbst sehr deutlich diese Funktion des »Brechens sozialer Normen, um sie dadurch erträglich zu machen«.

Auch Menschen, die in ihrer psychischen Erkrankung eine besondere Sensibilität zeigen, deren Wahrnehmungsfilter nicht so perfekt funktionieren wie bei uns »Normalos«, können mit ihrer besonderen Art des Eigensinns notwendig sein für unsere kulturelle Balance von Anpassung und Widerstand. Ohne diese Störungen würde die Anpassung übermächtig; sie würde sich wie Mehltau über uns legen, die menschliche Vielfalt empfindlich beschränken und uns ersticken. Mit dieser Sichtweise will ich weder psychisch erkrankte Menschen idealisieren noch ihre Erkrankung verharmlosen oder ihnen Hilfen vorenthalten. Sie hilft (mir), eigensinnige Patientinnen und Patienten wertzuschätzen, Zugang zu gewinnen sowie den Eigensinn der Erkrankung zu achten und sie in einem tieferen Sinn zu entstigmatisieren.

Balance zwischen Anpassung und Widerstand

Jeder Mensch braucht in seiner Entwicklung nicht nur Phasen des sozialen Lernens durch Orientierung an anderen, sondern auch Phasen des Aufbruchs und des Eigensinns. Jeder von uns ringt immer wieder neu um eine innere Balance von Anpassung und Widerstand, von Bindung und Autonomie. Die Ausschläge dieser Balance können dabei sehr verschieden sein. Wir alle durchlaufen in unserem Leben Phasen, in denen wir uns neu verorten müssen und können: Pubertät, Ablösung vom Elternhaus, Bindung an eine Partnerin oder einen Partner, Geburt eines Kindes, Übergang von Ausbildung und Beruf, Trennungen usw. Diese Krisenzeiten bieten Chancen für neue Entwicklungen und sind als solche notwendig und unvermeidbar. Sie können auch bei gesunden und stabilen Menschen mit erheblichen Irritationen verbunden sein. Solche Übergangsphasen zu unterdrücken, birgt das Risiko psychischer Besonderheiten, Störungen und Erkrankungen (siehe Geschichten G und L).

Dünnhäutige, insbesondere psychosenahe Menschen erleben Lebenskrisen existenzieller. Vor neuer Orientierung können Phasen des besonderen Eigensinns nötig sein bis hin zum Risiko, vorübergehend aus der Realität auszusteigen. Auch für dünnhäutige Menschen sind solche Zeiten nicht völlig zu vermeiden – es sei denn um den Preis der Stagnation. Aber sie müssen sich vielleicht anders darauf vorbereiten und brauchen begleitende Hilfen. Wenn wir diese verweigern und unsere Hilfeangebote ausschließlich darauf ausrichten, Rückfälle zu vermeiden, verpflichten wir die sich uns anvertrauenden Menschen darauf, mit den

Krisen auch das Leben zu vermeiden. Mit dieser Haltung sind wir nicht hilfreich, sondern verstärken Negativsymptomatik und sind mitverantwortlich für depressive Nachschwankungen, ohne es zu merken.

Sinne gehen eigene Wege

In seelischen Ausnahmezuständen, besonders in Psychosen, können die Sinne eigene Wege gehen: Die Augen sehen, was andere nicht sehen (Visionen), die Ohren hören, was andere nicht hören (Stimmen oder Musikhalluzinationen). Etwas seltener folgt auch der Geruchssinn anderen Impulsen; oft reichen seine »Erinnerungen« weit in die Vergangenheit. Und auch der Tastsinn reagiert nicht nur auf äußere physikalische Reize, sondern ist abhängig von unserer Emotionalität und vermittelt Wünsche und Befürchtungen.

All dies erinnert daran, dass nicht die Sinnesorgane allein über unsere Wahrnehmungen entscheiden, sondern auch und vor allem die entsprechenden Hirnregionen. Seh- und Hörzentrum werden aber nur zu etwa 30 Prozent von Nerven gespeist, die von den Augen oder Ohren kommen. Die übrigen Bahnen stellen Verknüpfungen her zu Hirnbereichen, die mit der allgemeinen Aufmerksamkeit, mit Gefühlen und Gefühlsverarbeitung, mit der Verarbeitung früherer Erfahrungen und dem Gedächtnis oder mit in die Zukunft gerichteten Befürchtungen und Erwartungen zu tun haben. Insofern ist es ein Wunder, dass nicht sehr viel mehr Menschen Stimmen hören und Visionen haben und dass wir uns doch erstaunlich häufig auf gemeinsame Wahrnehmungen verständigen können (Spitzer 2004).

Halluzinationen waren in früheren Zeiten vermutlich häufiger – dafür gibt es neurophysiologische und kulturanthropologische Gründe (Jaynes 1988) – und mit Sicherheit wurden diese auf verschiedene Weise und insgesamt anders als heute bewertet. Vielleicht trägt die Stigmatisierung etwa des Stimmenhörens aber auch dazu bei, dass sich viele Menschen nicht (mehr) dazu bekennen. Die relative Eigendynamik der Sinne hat defizitären, kompensatorischen und konstruktiven Charakter; sie kann nachhaltig verstören und wichtige Botschaften enthalten, Stärke und Schwäche, Beeinträchtigung und Bereicherung bedeuten. Viel wäre gewonnen, wenn wir zumindest diesen Doppelcharakter des

»Eigensinns« wahrnehmen können und unsere Hilfen entsprechend neu orientieren (siehe Geschichte M).

Ringen um Eigenheit und Sinn

Viele Menschen erleben in seelischen Krisen und bei verschieden diagnostizierten psychischen Erkrankungen einen Verlust von Selbstbewusstsein und Selbstverständlichkeit, manche darüber hinaus eine Entgrenzung im Erleben der eigenen Person (kognitive oder schizophrene Psychosen) oder Beeinträchtigung des eigenen Selbstwerts (affektive Psychosen). Sie ringen um ihre Eigenheit, ihre eigenen Grenzen. Psychotische Menschen tun das sehr existenziell und sehr konkretistisch: Wo höre ich auf? Wo fängst du an? Wie nah darfst du mir kommen, ohne mir zu nahe zu sein? Wie weit kann ich gehen, ohne mich zu verlieren? In dieser Zeit können die Umarmung eines nahen Menschen und der Aufenthalt in einem Raum mit mehr als drei Personen zur Bedrohung werden.

In vielen Lebenskrisen geht es neben solchen Selbstzweifeln auch um die verzweifelte Suche nach Sinn. Das Ringen um Sinn beschränkt sich nicht auf eine nach innen gerichtete Suche, sondern richtet sich notwendigerweise auch nach außen: Warum bin ich so (anders als sonst)? Was ist meine Aufgabe, meine Bestimmung, wer bin ich für andere?

Vor allen anderen hat der Wiener Psychotherapeut Victor Frankl (2002, 2015) darauf aufmerksam gemacht, dass Sinn nicht allein aus sich selbst zu schöpfen ist, sondern immer den Bezug zu anderen einschließt. Insbesondere depressive Menschen drohen an dieser Aufgabe zu scheitern: Sie verzweifeln an Sinnlosigkeit, suchen nach Sinn, bleiben dabei aber in der eigenen Person gefangen. In Psychosen scheint sich das Ringen um Eigenheit und um Sinn gegenseitig auszuschließen. Die gleichzeitige Verankerung im Innen- und Außenleben gelingt nicht. Die Balance zwischen Bindung und Autonomie, Abgrenzung und Verschmelzung (und den entsprechenden Wünschen bzw. Ängsten) wird zur zentralen Herausforderung.

In dieser Zuspitzung erfordert das Ringen um Eigenheit psychotherapeutischen Beistand, die Suche nach Sinn zusätzliche Aufgaben und Möglichkeiten zur sozialen Selbstverwirklichung. Die Gleichzeitigkeit von beidem, die Suche nach inneren Grenzen und nach Bedeutung für andere, verpflichtet Psychotherapie und Sozialpsychiatrie zur Zusammenarbeit.

Der »eigene Sinn« psychischer Erkrankungen

Psychische Erkrankungen bedeuten meistens tiefes Leid und eine starke Verunsicherung für alle Beteiligten. Sie haben eine Eigendynamik auf psychischer, somatischer und sozialer Ebene und erfordern in aller Regel Hilfen auf diesen drei Ebenen. Dennoch sind die meisten Symptome nicht allein aus der Erkrankung heraus zu erklären, sondern haben eine Entstehungsgeschichte sowie eine funktionale und/oder biografische Bedeutung. Sie erzählen eine Geschichte, haben eine Botschaft. Sie bedeuten eine meist erhebliche Beeinträchtigung, haben aber oft gleichzeitig die Funktion, vor noch tieferen Selbstzweifeln und Schuldgefühlen, vor unaushaltbaren Schmerzen oder anderen Gefühlen, vor tiefen Ambivalenzen und Entscheidungskonflikten zu schützen.

Jede gute Therapie muss versuchen, beiden Aspekten gerecht zu werden, muss die Last der Symptome reduzieren helfen, ohne ihre Bedeutung zu leugnen, muss die Suche nach Sinn und Bedeutung möglichst von Anfang an unterstützen, ohne das Ausmaß der Beeinträchtigung zu unterschätzen. Wer die Symptomatik nur aus der Erkrankung heraus erklärt, verstärkt die Spaltung des Erlebens und damit den pathologischen Prozess. Wer sich auf die Suche nach Bedeutung beschränkt und Entlastung verweigert, unterschätzt die somatische Eigendynamik und lässt die Patientin oder den Patienten allein.

Gerade beim Erstkontakt kann es wichtig sein, offen zu sein für die unterschiedlichen Aspekte: Manche Betroffene konfrontieren uns mit ihrem Leid und wollen schnelle Entlastung. Andere ringen zunächst einmal darum, als Personen ernst genommen zu werden, deren besonderen Wahrnehmungen und Handlungsweisen Sinn und Bedeutung zukommt. Die Geschichten in diesem Buch zeigen, wie unterschiedlich unsere Strategien sein müssen, damit eine therapeutische Beziehung überhaupt zustande kommt. Das Interview mit Dorothea Buck verdeutlicht beispielhaft die tiefe biografische Bedeutung einer Psychose (siehe S. 62).

Stellenwert des subjektiven Sinns in der Wissenschaft

Frühere Psychopathologien (Schneider 2007) unterschieden Symptome ersten und zweiten Grades; sie gingen davon aus, dass die meisten Phänomene Belastungs- und Bewältigungscharakter haben. Diese Differenzierung geriet später aus dem Blickfeld. Es begann eine Zeit umfassender Pathologisierung mit dem Ziel der abstrakten Ordnung allen abweichenden Verhaltens, dessen Bedeutungsgehalt dabei zunehmend verloren ging. Die medizinische Wissenschaft hat sich darauf eingerichtet, psychische Störungen vor allem unter psychopathologischen Gesichtspunkten zu betrachten und im akuten Zustand weitgehend unabhängig vom Krankheitskonzept des Betroffenen zu behandeln. Neuere Ergebnisse der Hirnforschung zur Wechselwirkung von Hirnstoffwechsel und seelischer Verarbeitung sowie klinische Erfahrungen aus der Sozialpsychiatrie zu den Bedingungen einer guten Kooperation fordern eine stärkere Beachtung des subjektiven Sinns. Verschiedene Disziplinen haben zu einem langsamen Umdenken beigetragen.

Aus der Hirnforschung wissen wir:

- Beim Stimmenhören wurde eine Blockade in Hirnbereichen festgestellt, denen eine Monitoring-Funktion zugeschrieben wird: Halluzinationen können nicht so leicht mit Erlebnissen und Erinnerungen in Beziehung gesetzt werden. Die Psychotherapie müsse dieses Defizit ausgleichen helfen und den möglichen Sinn der Stimmen zu rekonstruieren versuchen (McGuire u. a. 1993, 1995).
- Fehlfunktionen im Hirnstoffwechsel werden nicht mehr allein ursächlich verantwortlich gemacht, sondern als Reaktion auf Erfahrungen verstanden, allerdings mit einer Eigendynamik, die überempfindlich machen kann für neue Erlebnisse (Konzept der »biologischen Narbe«, Aldenhoff 1997).
- Wesentliche Hirnfunktionen reagieren nicht nur auf pharmakologische, sondern auch auf psychotherapeutische Beeinflussung bzw. auf kognitiv-psychologische Trainingsmaßnahmen.

Die Sozialpsychiatrie nimmt an:

- Die subjektiven Krankheitskonzepte haben erheblichen Einfluss auf die Compliance; Respekt der Ärztin oder des Arztes für die individuellen Positionen verbessert die Bedingungen der Kooperation.
- Die Fähigkeit der erkrankten Person, den Erlebnissen in der Psychose eine gewisse Bedeutung beizumessen oder einen begrenzten Sinn zu rekonstruieren, hat Einfluss auf die Genesung.
- Idiosynkratische, das heißt eigensinnige und in Grenzen vom Arzt oder von der Ärztin abweichende Krankheitskonzepte korrelieren positiv mit Lebensqualität (RÖSSLER u. a. 1999).

Erfahrungen und Positionen (der Bundesverbände) von Psychiatrie-Erfahrenen und Angehörigen sind:

- Die Rekonstruktion von Sinn und Bedeutung entmachtet die Symptome, schafft Distanz und hilft bei der Verarbeitung.
- Der Respekt der Ärztin oder des Arztes gegenüber den individuellen Krankheitskonzepten schafft Vertrauen.
- Medikamenten-Compliance ist nicht nur von dem Ausmaß der Nebenwirkungen abhängig, sondern mehr noch von der »Chemie der Beziehung«.

Im psychiatrischen Alltag lassen sich Extrempositionen finden:

- Psychosen stellen einen ganz und gar sinnlosen und zufälligen Vorgang dar. Der Hirnstoffwechsel entgleist, ohne einen Bezug zum Erleben. Die Symptome zu hinterfragen, ist sinnlos und schädlich.
- Die psychotische Erfahrung verschafft einen ungewohnten und überwältigenden Zugang zu unbewussten Erlebnissen und Konflikten; deren Aufarbeitung ist notwendig, um zu einer nachhaltigen Stabilisierung zu kommen. Die Symptomreduktion mit der Hilfe von Medikamenten hilft dabei nur insofern, als sie hilft, das Erlebte im Rahmen einer tragenden, reflektierenden Beziehung zu integrieren.

Dazwischen sind alle Abstufungen denkbar. Wichtig ist es dabei, sich zu vergegenwärtigen, dass ein Mensch in der Psychose um seine eigenen Grenzen und seine innere Kongruenz ringt. Die Vorgaben der Ärztin oder des Arztes widerspruchslos zu übernehmen, kann vorübergehend stabilisieren, langfristig aber unter Umständen dem

Selbstbewusstsein abträglich sein. Allem Erlebten Sinn und Bedeutung beizumessen, kann verführerisch sein und vorübergehend das Selbstwertgefühl steigern, langfristig aber beliebig werden, das innere Chaos vergrößern sowie die Entwicklung von Kongruenz und Selbstverständlichkeit erschweren.

Die Überlegungen verdeutlichen: Es geht nicht um ein Entweder-Oder, Ja oder Nein. Interessant ist eine differenzierte Betrachtung der unterschiedlichen Art und Weise, wie, zu welchem Zeitpunkt, in welchem Ausmaß und von wem Sinn und Bedeutung psychotischen Erlebens erfahren bzw. rekonstruiert wird. Und vor allem mit welcher Wirkung auf Stabilisierung, Genesung, Kooperation, Lebensqualität und Selbstverantwortung.

Eigensinn und psychische Erkrankung

Eigensinn ist nicht gesund oder krank. Zu wenig Eigensinn kann krank machen. Und auch sehr viel Eigensinn kann gesund sein und zu Gesundheit oder Genesung beitragen.

Bipolare Störung als Form der Überanpassung

Menschen mit bipolarer Störung (Manie und Depression) erscheinen im Intervall »zwischen den Phasen« oft eher angepasst. Sie haben im Leben gelernt, sich an fremden Erwartungen zu orientieren, und eigene Maßstäbe nur unzureichend entwickelt. Sie sind bemüht, es allen recht zu machen, und merken zu spät, dass das unmöglich und unnötig ist. Die Depression erscheint als Preis für diese Form der Überanpassung, die Manie als eine Flucht nach vorne. Doch die scheinbare Befreiung misslingt, weil sie von der Erkrankung eingeholt wird und nur in ihrem Schutze möglich ist. Befreiend kann die radikale Unkonventionalität der Manie nur sein, wenn sie integriert wird. Ziel der Therapie kann also nicht sein, die Symptome schnellstmöglich zu beseitigen und die Normierung zu perfektionieren. Gemeinsame Aufgabe ist es, eigene und fremde Erwartungen neu auszubalancieren und ungewöhnliche Seiten und Wünsche im Alltag unterzubringen, statt sie immer nur für die Manie aufzuheben (siehe vor allem die Geschichten B, E, I, L sowie Bock 2018).

Das Ringen um Autonomie in der Psychose

Psychosen können eine zeitliche, räumliche und personelle Entgrenzung bedeuten. Erinnerungen aus der Vergangenheit, Eindrücke aus der Gegenwart und Erwartungen an die Zukunft verschwimmen. Fernes rückt nah und Nahes wirkt entfernt. Inneres und äußeres Erleben sind kaum zu trennen. Die Haut wird durchlässig, die eigenen Grenzen verschwimmen. Innere Erlebnisse treten nach außen, bekommen Eigenleben und Gestalt (Halluzinationen). Äußeres trifft ohne Filter nach innen, sodass eine Unterscheidung von wichtigen und unwichtigen Impulsen unmöglich wird und jede Information Bedeutung hat (Paranoia). Alles wird auf die eigene Person bezogen, eine davon abstrahierende Zuordnung von Bedeutung ist kaum noch möglich. Das hat nichts mit Überheblichkeit oder Egoismus zu tun, sondern erinnert eher an die Wahrnehmung von Kindern, die den Streit der Eltern auf sich beziehen, sich schuldig fühlen, weil ihre Entwicklung ihnen etwas anderes noch gar nicht erlaubt. Insofern greifen Menschen in Psychosen auf eine Wahrnehmungsform zurück, die uns allen vertraut ist.

In dieser Situation existenzieller Infragestellung wird das Ringen um Autonomie lebensnotwendig. Viele Symptome der Psychose und viele Besonderheiten Psychoseerfahrener können als Ausdruck der Störung und als Versuch ihrer Bewältigung verstanden werden: Die Entwicklung skurriler Verhaltensweisen kann als Abwehr vor Fremdbestimmung verstanden werden, das assoziative Denken als Schutz vor Berechenbarkeit, die Entwicklung einer unverständlichen Sprache als Flucht in einen letzten Hort von Eigenheit, auf den niemand Zugriff hat. Das Stimmenhören mag dann als eine Art fauler Kompromiss erscheinen, keine Beziehung riskieren zu können und doch nicht allein zu sein.

Psychische Störungen haben belastende und kompensatorische Funktion. Mit der Zeit können sich die Anteile dieser Funktionen verschieben. Durch die Eigendynamik der Symptome, aber auch durch unsere eher pathologische Art der Betrachtung und Behandlung kann sich die Belastung verstärken und die Schutzfunktion relativieren. Für das Gelingen des Erstkontakts ist es von entscheidender Bedeutung, die Sinnhaftigkeit der Symptomatik zu unterstellen, sich für ihre Bedeutung zu interessieren und insbesondere jede Form des Eigensinns wohlwollend zu betrachten (siehe Geschichten M, O, P, Q).

Gegen den Sog der Vereinfachung – anthropologische Aspekte von Psychosen

Unzulässige Vereinfachungen im psychiatrischen Alltag

Vereinfachende »wissenschaftliche« Behauptungen

Anthropologische Aspekte von Psychosen ...

... und von bipolaren Störungen

Einige Beispiele sollen den Blick schärfen für die Gefahr unzulässiger Vereinfachungen im psychiatrischen Alltag; es gibt unzählige weitere, die zu ergänzen wären. Der Sog zur Vereinfachung ist nicht allein der Psychiatrie anzulasten; er ist sicher auch kulturell bedingt und kann auch von den erkrankten Menschen sowie ihren Angehörigen befördert werden. Eine sehr knappe Skizze einiger anthropologischer Aspekte von Psychosen und bipolaren Störungen soll die Komplexität psychischer Erkrankungen zumindest andeuten. Die Spannweite von beängstigendem Reduktionismus und ungeheurer Komplexität ist als Hintergrund für die anschließende Diskussion der aktuell sehr zentralen, aber fragwürdigen und in sich widersprüchlichen psychiatrischen Konzepte »Krankheitseinsicht« und »Compliance« wichtig.

Unzulässige Vereinfachungen im psychiatrischen Alltag

»Warum ist Herr Meyer psychotisch?« – »Er hat eine Psychose.«

Diese und ähnliche Tautologien begegnen uns im klinischen Alltag ständig. Wir tun so, als ob Begriffe und diagnostische Zuordnungen uns Erklärungen geben würden. Mit diesem Vorgang, der manchmal mit Bewusstsein oder Absicht, manchmal aber eher fahrlässig oder auch durch

Zuschreibung von außen funktioniert, richten wir Schaden an, weil wir die Phänomene aus dem Zusammenhang reißen, ihnen den Sinn (logos) rauben und damit dem Menschen seiner Geschichte und seiner Subjektivität entfremden.

»Warum ist Frau Bauer so aufgeregt?« – »Sie agiert.«

Die Antwort gibt keinerlei Auskunft über Konflikte und Zusammenhänge, die für die Aufregung von Frau Bauer verantwortlich sind.

»Oh, nicht schon wieder ein Borderliner, die spalten das Team.«

Eine typische Abwehrreaktion. Selbstverständlich reagieren die Mitglieder eines Teams auf Belastung und Herausforderung unterschiedlich. Teams sind aufgrund anderer Zugänge der verschiedenen Berufsgruppen immer unterschiedlich und sollten darauf Wert legen. So können sich innere Widersprüche und Konflikte der Patientinnen und Patienten abbilden.

»Wir wissen nicht, was Herr Paal nach der Entlassung macht,
lasst uns zur Sicherheit eine rechtliche Betreuung einrichten.«

Ein immer größerer Teil der Psychiatrieerfahrenen verlässt mit einer rechtlichen Betreuung das Krankenhaus. Die Verrechtlichung der Nachsorge löst nicht die Probleme der nachgehenden Betreuung, sondern vergrößert sie.

»Herrn Adams nehmen wir nicht auf;
der setzt die Medikamente doch sowieso wieder ab.«

Der Umgang mit unkooperativen Menschen ist ohne Frage schwierig. Doch Herr Adams hat jetzt in der Akutsituation das Recht auf Hilfe, die ihn wieder auf den Boden bringen kann – unabhängig davon, ob er in der Folge weiter behandlungsbereit ist oder nicht.

Vereinfachende »wissenschaftliche« Behauptungen

»Psychische Erkrankungen (Psychosen, bipolare Störungen) werden vererbt.«

Dieser Satz ist aus naturwissenschaftlicher Sicht falsch. Selbstverständlich gibt es dünnhäutige und dickfellige Menschen. Es wird vermutet, dass eine gewisse unspezifische Dünnhäutigkeit anteilig vererbt werden kann, die einerseits die Wahrscheinlichkeit mancher Erkrankungen, andererseits aber auch die von Verliebtheit und Kreativität erhöhen kann. Wir wissen, dass bei der Vererbung nicht nur ein Gen, sondern mehrere Gene eine Rolle spielen und dass insgesamt 50 Prozent aller Menschen das genetische Potenzial in sich tragen, psychotisch zu werden, tatsächlich aber nur 1 Prozent erkrankt. Die Gene selbst wirken nicht deterministisch, das heißt, sie bestimmen einen Menschen nicht, sondern müssen selbst durch seelische Erfahrungen und Entwicklungen erst geweckt werden. Darüber hinaus wissen wir, dass die gesamte Menschheitsentwicklung auf genetischen Abweichungen beruht und ohne diese stagnieren würde. Aus dieser Perspektive kann die Reizoffenheit des psychoseerfahrenen Menschen als »Übertreibung« unserer Differenzierung vom Affen, also sozusagen als Nachteil eines Vorsprungs angesehen werden, weil diese besondere Fähigkeit angesichts der gegenwärtigen Reizüberflutung schnell ein Handicap darstellt (Möhlenkamp 2014).

»Die Entgleisung des Hirnstoffwechsels verursacht Psychosen.«

Der Hirnstoffwechsel ist wie bei allen gravierenden emotionalen Erlebnissen auch bei Psychosen beteiligt, z.B. auch bei der Liebe. Dennoch verursacht der Stoffwechsel weder Liebe noch Psychose. Psychische Erlebnisse und Erfahrungen beeinflussen den Hirnstoffwechsel – unter Umständen auch so, dass dieser eine Eigendynamik entwickelt. Das kann bedeuten, dass Menschen noch dünnhäutiger werden und neue Erlebnisse schwerer verarbeiten können. Manche sprechen von »biologischer Narbe« (Aldenhoff 1997). Mit einer solchen differenzierten Erklärung sind viel mehr Menschen auch bereit, einer medikamentösen

Hilfe zuzustimmen, als wenn wir die Psychoseerfahrung auf eine Transmittermangelerscheinung reduzieren.

Aus der Hirnforschung wissen wir, dass Hirnfunktionen durch psychische Erfahrungen gespeist und Nerven gebahnt werden. Bestimmte Regionen des Gehirns können einerseits durch unglückliche Erfahrungen belastet, andererseits durch günstige Erfahrungen gefördert werden. Aus hirnphysiologischer Sicht reagiert der Hirnstoffwechsel nicht nur auf den Einfluss von Pharmakotherapie, sondern auch auf den Einfluss von Psychotherapie. Eine defizitorientierte Therapie wird von den Hirnforschern abgelehnt, weil das Gehirn für seine Entwicklung Erfolgserlebnisse braucht, was nur durch Arbeit an den Ressourcen zu erreichen ist.

»Es gibt keine psychische Krankheit, nur falsche Benennung und soziale Ausgrenzung.«

Psychosen und bipolare Störungen existieren und gehören zum Wesen des Menschen. »Es gehört zu unseren Möglichkeiten, an uns zu zweifeln, andere(s) zu bezweifeln und dabei auch zu verzweifeln, über uns hinaus zu denken und uns dabei auch zu verlieren. ... Wer psychotisch wird, ist also kein ›Wesen vom anderen Stern‹ ..., sondern zutiefst menschlich.« (AG der Psychoseseminare o.J., S. 8) Das Verleugnen psychischer Störungen bzw. das Vermeiden sprachlicher Benennung von psychischen Störungen ist fatal, weil es die Not und den Hilfebedarf der Betroffenen ignoriert und zur neuerlichen Stigmatisierung psychotischer Menschen beiträgt.

Richtig ist, dass Stigmatisierung die Not Psychoseerfahrener verschlimmert und die psychiatrische Sprache oft dazu beiträgt. Die Psychiatrie ist sowohl historisch betrachtet als auch aktuell an der Stigmatisierung Psychoseerfahrener beteiligt. Darüber hinaus darf auch nicht geleugnet werden, dass in unserer Gesellschaft Probleme zunehmend psychiatrisiert werden und dahinter auch Geschäftsinteressen stehen.

»Rückfälle geschehen durch die Familienatmosphäre.«
(»high expressed emotions«)

Wir wissen, dass es einen Zusammenhang gibt zwischen dem emotionalen Engagement der Familie und der Rückfallhäufigkeit. Er wurde erst sehr einseitig interpretiert in dem Sinne, dass die Rückfälle als Folge des emotional aufgeschaukelten Klimas in der Familie betrachtet wurden. Inzwischen gibt es mindestens genauso viele Argumente für die umgekehrte Wirkung: Die Familien haben einerseits ihre Erfahrungen mit Rückfällen gemacht, haben eine Ahnung für Gefahren und sind deshalb auch stärker emotional involviert. Darüber hinaus werden die Familien nach wie vor häufig mit der Begleitung ihres psychoseerfahrenen Mitglieds alleingelassen und von professionell Tätigen als lästig abgetan, wodurch Ängste nicht bearbeitet werden können und sich die Atmosphären aufladen.

Andererseits ist nicht zu leugnen, dass es – mit und ohne Erkrankung – tragische Verwicklungen im Zusammenleben gibt und wir miteinander so verwickelt sein können, dass wir uns gegenseitig schaden, ohne es zu wollen – als Partnerin oder Partner, Eltern, Geschwister und Kinder. Dies hat ganz unterschiedliche Gründe und meist mit mehreren Generationen zu tun. Angehörige brauchen dann selbst Möglichkeiten der Reflexion und Unterstützung.

Anthropologische Aspekte von Psychosen

Jede Psychose ist anders.

Psychosen sind nur im individuellen Zusammenhang mit der subjektiven Sichtweise des Psychoseerfahrenen zu verstehen. Symptome sind nicht sinnlos, sondern erzählen eine Geschichte. Gerade ein dünnhäutiger Mensch spürt sehr deutlich, ob er als Person oder als Fall gemeint ist. Daher ist es die Aufgabe der Therapeutin oder des Therapeuten, sich für das innere Erleben und die konkreten Familienzusammenhänge psychoseerfahrener Menschen zu interessieren.

Wir behandeln nicht Diagnosen, sondern Menschen. In der Klinik passiert es häufig, dass nach der Diagnosestellung ein Standardprogramm abläuft. Standards mögen hilfreich sein, entheben uns aber nicht der Verantwortung, uns um jeden Einzelnen zu kümmern. Gleiches gilt für die Anamnese. Diese gilt primär der Beziehungsaufnahme und nicht der Symptomerhebung. Wenn im Rahmen der Anamnese nur Symptome abgefragt werden, so fühlt sich der Betroffene als Datenlieferant, der der Ärztin das Material für die Programmierung der richtigen Therapie liefert. Wir bahnen damit einen kontraproduktiven Kontakt im Sinne von Verantwortungsabgabe und vermitteln dem Psychoseerfahrenen eine falsche Botschaft über therapeutische Möglichkeiten.

Psychose ist jedem Menschen möglich.

Ein Übermaß an Reizüberflutung bzw. Isolation kann jeden Menschen psychotisch machen. Es hängt vom Grad der Dünnhäutigkeit eines Menschen ab, wie viel an belastenden Lebensereignissen oder sozialem Rückzug er erträgt, ohne aus der Realität heraustreten zu müssen. Eine Ahnung von psychotischem Erleben vermitteln uns Träume und die kindliche Wahrnehmung. So wie sich in Träumen unbewusste Wünsche und Ängste offenbaren, geschieht dies auch in Psychosen – mit dem Unterschied, dass wir im Traum durch den Schlaf geschützt sind. So wie ein Kind von zwei oder drei Jahren alles egozentrisch auf sich bezieht und sich für alles schuldig und verantwortlich fühlt, greift ein paranoider Mensch in seiner Wahrnehmungswelt ebenfalls auf diese Entwicklungsstufe des Menschen zurück – mit dem Unterschied, dass dieses Erleben nicht mehr altersadäquat ist, aber eben entwicklungspsychologische Bedeutung haben kann.

Psychosen als Reaktion auf Krisenzeiten

Psychosen passieren in Zeiten, die für jeden Menschen kritisch sind. Jeder Mensch durchläuft unweigerlich in seinem Leben Krisen, an denen er reifen und wachsen kann und die ihn zwingen, sich neu zu verorten. Für Psychoseerfahrene kann der Abschluss der Ausbildung, das Verlieben, die Bindung an eine Partnerin oder einen Partner oder die Trennung vom Elternhaus zu einer echten Herausforderung werden und sie an ihre Grenzen bringen. Wenn nun von professionellen Betreuerinnen und Betreuern Rückfallvermeidung um jeden Preis gefordert wird, so bedeutet das in vielen Fällen, mit den Krisen auch das Leben zu vermeiden, eine Haltung, die Negativsymptome und postschizophrene Depressionen fördert. Es geht also nicht darum, den Menschen ein risikoloses und vermutlich auch farbloses Leben zu empfehlen, sondern sie durch Krisen zu begleiten.

Der Körper als Spiegel der Seele

Bei allen tiefen Gefühlen – erst recht bei existenziellen Krisen von psychotischem Ausmaß – ist der Körper auf vielen Ebenen beteiligt: Herzfrequenz, Blutdruck, Hirnstoffwechsel usw. reagieren auf Belastungen verschiedenster Art. Bei anhaltenden Krisen können all diese Systeme eine Eigendynamik im Sinne einer komplexen Wechselwirkung entwickeln: Der Bluthochdruck kann zu einem Dauerzustand werden, die Veränderung des Hirnstoffwechsels kann anfälliger für Reizüberflutung machen. Gegen die Eigendynamik des Körpers sind Medikamente wirksam. Psychosen allerdings deshalb als körperlich bedingt zu betrachten, ist nicht hilfreich, weil reduktionistisch vereinfachend und die subjektive Perspektive des Psychoseerfahrenen nicht ernst nehmend. Menschen, die sich und ihre Psychose umfassender wahrnehmen wollen, werden abgeschreckt und in die Ablehnung von Hilfen (Noncompliance) getrieben.

Ringen um Gleichgewicht

Psychosen als multifaktoriell bedingt zu betrachten, ist ein fauler Kompromiss, der nicht ausreicht, da er ignoriert, dass Psychosen auch den Aspekt des aktiven Handelns haben: Ein Mensch ringt um sein inneres Gleichgewicht und nimmt dabei den hohen Preis von Symptomen wie Stimmenhören, sozialem Rückzug, paranoiden Vorstellungen usw. in Kauf. Seine Symptome sind also nicht unsinnig, sondern kompromisshaft funktional. Die Stimmen helfen, der Einsamkeit zu entkommen, ohne eine menschliche Beziehung riskieren zu müssen; Wahnvorstellungen erscheinen als eine Flucht aus der Bedeutungslosigkeit und unverständliche Sprache als Schutz durch Rückzug an einen Ort von

Eigenheit. Wenn ich als Gegenüber nun diese Funktion der Symptome wahrnehme, ermöglicht dies eine von Verständnis getragene Beziehungsaufnahme.

Anthropologische Aspekte bipolarer Störungen

Besondere Spannweite von Stimmung und Antrieb

Ohne Schwankungen der Befindlichkeiten (Morgen/Abend, Frühling/Herbst, Arbeit/Freizeit) wäre unser Leben langweilig. Die Schwankungen bipolarer Menschen übersteigen das uns vertraute Maß an Stimmungs- und Energieveränderungen jedoch weit. Eine Depression ist nicht zu verwechseln mit Trauer, bei der Tränen erleichtern und Tröstung Linderung schafft. Sie ist eher ein kaltes Gefühl, geprägt von abgrundtiefer Verzweiflung und Leere. Manie ist nicht Glück. Auch wenn die Betroffenen anfangs oft euphorisch sind, sie suchen das Glück dort, wo es sicher nicht zu finden ist – in rastloser Aktivität bei Verlust des Bezugs zu den wahren Gefühlen. Depression und Manie erscheinen als die zwei Seiten einer Medaille, die Leere heißt.

Die Veränderungen lassen eine vertraute Person fremd werden und bergen gleichzeitig die Chance, unbekannten Seiten der eigenen Persönlichkeit auf die Spur zu kommen: Manien und Depressionen können ein Fenster zur Seele sein, zu unerfüllten Bedürfnissen, heimlichen Wünschen, überfordernden Erwartungen und verborgenen Ängsten.

Depression als Totstellreflex, Manie als Flucht nach vorn

Genauso wie es in der Biologie bei Tieren den Totstellreflex gibt, kann die Depression als Sich-Totstellen und Erstarren verstanden werden, weil Konflikte momentan nicht zu lösen sind, der Mensch nicht entscheidungsfähig ist. Die Lähmung schützt vor unerträglicher Verzweiflung. Entsprechend ist die Suizidgefahr dann am höchsten, wenn das Aktivitätslevel schneller steigt als die Stimmung (z.B. durch Antidepressiva). In der Manie verhält es sich umgekehrt: Ein Mensch flüchtet aus tiefer Verzweiflung in einen Zustand der Selbstüberschätzung und rastloser Aktivität. Er braucht die Ruhe, aber fürchtet sie.

Ausdruck von Überanpassung

Bipolare Menschen haben meist in ihrem Leben nicht zu wenig, sondern zu viel Normierung erlebt oder erfahren. Sie haben versucht, allen Erwartungen und Ansprüchen zu genügen, und dabei zu wenig gelernt, eigene innere Maßstäbe zu entwickeln. Sie haben versucht, es allen recht zu machen, und dabei sich selbst vergessen. In der Depression wird die Überforderung offensichtlich, in der Manie gelingt dann vorübergehend der Ausbruch in die Unkonventionalität; aber er gelingt eben nicht wirklich, sondern nur um den Preis der Erkrankung und nur in ihrem Schutz.

Störung der Zeitwahrnehmung

In einer Depression und Manie ist die Wahrnehmung der Zeit empfindlich gestört. In der Depression scheint die Zeit stillzustehen oder auf der Stelle zu rasen. Der depressive Mensch hat das Gefühl: »So wie jetzt bin ich immer schon und werde ich immer sein.« Es gibt kein Vorher oder Nachher, keinen Blick in die Vergangenheit und keine Hoffnung in die Zukunft. Dieses Gefühl der Ewigkeit macht die Qual der Depression unermesslich und unterscheidet sie von der Stimmungsschwankung, die jeder kennt.

In der Manie verhält es sich ähnlich, aber mit anderer Konsequenz. Vergangenheit und Zukunft, sind bedeutungslos. Die Gegenwart erscheint unendlich, die momentane Kraft unbegrenzt, das eigene Tun folgenlos. Entsprechend wächst der Leichtsinn. Den Angehörigen fällt es schwer, die Unverantwortlichkeit nicht als persönliche Kränkung zu erleben. Die Scham der erkrankten Person folgt später.

Leiden an Sinnlosigkeit

Gerade bei bipolaren Störungen ist die Frage nach Sinn und Verantwortung zentral. Viktor Frankl (2015) hat postuliert, dass Sinnfindung nur in der Auseinandersetzung mit anderen möglich ist. Es gilt, Fragen zu klären, deren Antworten nicht in sich allein gefunden werden können: Was bedeute ich für andere? Welche Aufgaben, die über mich hinausgehen, kann ich erfüllen? Auch in besonders schweren Situationen ist es wichtig, kleinste Aufgaben noch weiter wahrzunehmen, denn je kleiner die Schritte sind, umso unvermeidbarer ist der Erfolg. Die Gruppensituation ist in diesem Zusammenhang besonders hilfreich, weil sie den Teilnehmenden ermöglicht, durch sinnvolle Bemerkungen andere zu unterstützen. Wenn ich anderen Menschen helfen kann, so ist das immer auch ein Gewinn für den eigenen Selbstwerthaushalt.

Krankheitseinsicht und Compliance – Missachtung des Eigensinns in der Psychiatrie

Einleitende Imagination

Die folgenden Fantasien sollen helfen, sich in die Lage eines psychotischen oder psychosenahen Menschen hineinzuversetzen. Welche Worte und welche Art der Begegnung und Versprachlichung würde Ihnen helfen? Stellen Sie sich vor:

> Sie stecken in einer tiefen Krise, sind stark verunsichert und erleben an sich selbst ungewohnte Veränderungen. Sie versuchen, Ihre Wahrnehmungen beiseitezuschieben, doch gleichzeitig bleibt eine Ahnung, dass irgendetwas nicht stimmt. Sie suchen nach Erklärungen, die entweder die Wahrnehmungen plausibel machen oder aber Ihre eigene Veränderung. In diesem Moment tritt Ihnen jemand gegenüber, der Ihrem Zustand einen Namen gibt, der alles auf einen Nenner bringt, Ihnen mit einer Diagnose eine Erklärung anbietet. Würden Sie zugreifen? Wären Sie entlastet und könnten

Sie die Erklärung annehmen? Oder würden Sie sich bevormundet und unverstanden fühlen?

Oder stellen Sie sich vor:
Sie fühlen sich fremdbestimmt, fürchten um Ihre Grenzen. Sie sind argwöhnisch, was die Nachbarn von Ihnen wollen, versuchen verzweifelt, die Botschaften der Lichtreklame zu entschlüsseln. Nur mit mühsamer Überredung oder mit Tricks lassen Sie sich überreden, einen Arzt aufzusuchen. Könnten Sie in diesem Zustand die wohlgemeinten Begriffe und Ratschläge des fremden Menschen Ihnen gegenüber annehmen oder wären Sie skeptisch?
Mal angenommen Sie reagieren eher skeptisch, stellen Sie sich nun vor, dass Ihre Skepsis und Zurückhaltung in Zusammenhang gebracht werden mit einer Erkrankung, die Sie als solche noch gar nicht begriffen haben, noch gar nicht begreifen konnten. Oder Sie hören Begriffe wie mangelnde Einsicht und Noncompliance. Würde Ihr Vertrauen zu- oder abnehmen?

Stellen Sie sich weiter vor:
Sie kämpfen mit widrigen Umständen, mit Widersprüchen und Ambivalenz, sind beschäftigt mit der Spannung zwischen eigenen und fremden Erwartungen; Ihre Probleme werden durch Ihre ungewohnten Wahrnehmungen verstärkt und zugleich auf eine merkwürdige Weise aufgehoben. Plötzlich wird alles reduziert auf einen bestimmten medizinischen Aspekt, auf die Eigendynamik Ihres Stoffwechsels. Fühlten Sie sich eher entlastet oder belastet? Wie viel Zeit würden Sie für Ihren Anpassungsprozess brauchen? Wie lang könnten Sie Ihren Wunsch, dass jemand auch den Hintergrund begreift, aufschieben?

Diese Fragen sind nicht suggestiv gemeint. Und die Antworten dürften unterschiedlich ausfallen. Bei manchen Menschen überwiegt die Entlastung, wenn ihr Zustand einfach erklärt wird und das Kind einen Namen hat (Rumpelstilzchen-Effekt). Andere sind enttäuscht oder fühlen sich getäuscht, erwarten mehr Zuwendung und mehr Interesse an ihren ganz persönlichen Vorgängen. Viele brauchen Zeit für die Übersetzung des eigenen Erlebens in Fachsprache und umgekehrt. Für viele sind vielleicht auch situative Aspekte oder die Sympathie der anderen Person gegenüber entscheidend.

Höllenhunde am Eingang der Psychiatrie?

Der Zugang zur Psychiatrie ist nicht gerade niedrigschwellig. Die niedergelassenen Psychiaterinnen und Psychiater warten auf ambulante, die psychiatrischen Abteilungen und Kliniken auf stationäre Patientinnen und Patienten. Wenn sie kommen, gibt es ein Eingangsritual, die Anamnese: Bestimmte Symptome werden abgefragt und einer Diagnose zugeordnet. Vielleicht wird noch eine Fremdanamnese erhoben: Die nahen Angehörigen werden gefragt, ob die Angaben der erkrankten Person stimmen und ob sie vollständig sind. Die Diagnose ist Basis einer an Standards orientierten Behandlung. Bei dieser Diagnose folgt diese Medikation, bei jener eine andere.

Doch bevor es dazu kommt, muss z.B. der psychoseerfahrene Mensch an zwei »Höllenhunden« vorbei, die den Eingang zur Psychiatrie bewachen. Der eine heißt »Krankheitseinsicht«, der andere »Compliance«: Krankheitseinsicht meint die Bereitschaft, die diagnostischen Begriffe zu übernehmen, die wir anbieten. Von Compliance sprechen wir, wenn der/die andere anschließend tut, was wir für richtig halten. Ohne Einsicht und Compliance keine Behandlung – es sei denn, es liegt Selbst- oder Fremdgefährdung vor. Die Compliance entscheidet über die Prognose. Kommt sie zustande, ist der Therapeut gut, kommt sie nicht zustande, ist der Mensch gegenüber besonders krank.

Diese Darstellung ist zugespitzt: Ich möchte verdeutlichen, dass wir es uns in der modernen Psychiatrie insgesamt im Umgang mit eigensinnigen Menschen zu einfach machen, dass wir Krankheitseinsicht und Compliance, also Kooperation, mehr von den erkrankten Menschen als von uns selbst verlangen und dass wir unsere Ressourcen zu sehr an den braven Patientinnen und Patienten ausrichten.

Krankheitseinsicht – Vorleistung oder therapeutische Aufgabe?

Menschen mit besonderen Wahrnehmungs- und Denkmustern oder größerer Spannweite hinsichtlich Stimmung und Antrieb sollen Einsicht zeigen, das heißt unsere Sicht der Krankheit übernehmen. Wir selbst bemühen uns kaum noch um tieferes Verständnis, begnügen uns mit Diagnosen, als könnten sie erklären, was sie bestenfalls beschreiben. Wir fragen nicht mehr, warum jemand Stimmen hört und welche, sondern nur ob. Wir geben es auf, Einsicht zu nehmen, verlangen sie aber umgekehrt: Psychoseerfahrene sollen sich unsere Diagnostik zu eigen machen, sollen Krankheitseinsicht zeigen. Gleichzeitig sprechen wir akut psychotischen Menschen die Einsichtsfähigkeit ab und setzen sie voraus, lehnen eine Behandlung ohne Einsicht (und ohne Selbst- oder Fremdgefährdung) ab.

Was aber heißt Einsicht? Vermitteln wir Einsicht, wenn wir psychische Phänomene mit medizinischen Etiketten versehen? Welche Einsicht meinen wir? Wer muss Einsicht nehmen und in was? – Prof. RÖSSLER und Kollegen (1999) fanden heraus, dass psychoseerfahrene Menschen mit »idiosynkratischen Krankheitskonzepten«, also letztlich mit eigensinnigen Erklärungsmustern, eine höhere Lebensqualität haben. Dieses eher unerwartete Ergebnis einer großen Studie fordert uns zum Umdenken auf: nicht Anpassung um jeden Preis, keine allgemeine Psychoedukation, sondern individuelle und kooperative Suche nach subjektiven Bedeutungen. Wir Therapeutinnen und Therapeuten müssen Einsicht nehmen, weniger in eine abstrakte Krankheit als in die konkreten Lebensumstände und die besondere Entwicklung eines bestimmten Menschen.

Verschiedene Ebenen der Krankheitseinsicht

Aus der subjektiven Perspektive kann Krankheitseinsicht sehr unterschiedlichen Charakter haben:

Pragmatisches Krankheitskonzept, Krankheit als Schutz »Ich bin aus psychischen Gründen arbeitsunfähig und brauche eine Krankschreibung.«

»Rumpelstilzchen-Syndrom« »Ich habe eine psychische Erkrankung, die einen Namen hat. Das zeigt, dass ich damit nicht allein stehe.«

Vulnerabilitäts-Stress-Modell »Ich bin dünnhäutiger als andere und in einer Lebenskrise. Beides zusammen bringt mich aus der Spur.«

Präventives Krankheitskonzept »Eine solche Krise kann eine ungünstige Eigendynamik entfalten (psychisch, sozial und somatisch!). Ich muss gut auf mich aufpassen.«

Chancen in der Krise »Ich bin in einer Krise und muss meine Kräfte bündeln, muss meine Wünsche und Möglichkeiten, meine Erwartungen und Ressourcen neu austarieren.«

Integrativer Ansatz »Meine Symptome sprechen eine Sprache. Ich will versuchen, sie zu entschlüsseln, und hole mir dafür Hilfe.«

Mit unseren professionellen Ansprüchen bewegen wir uns meistens auf der Ebene des Vulnerabilitäts-Stress-Modells. Die Ebene, bei der Krankheit als Schutzmechanismus fungiert, erfüllen die allermeisten Psychoseerfahrenen, auch viele von denen, die sonst sehr eigensinnig sind. Manchmal kann es hilfreich sein, wenn wir uns im Erstkontakt mit dieser Krankheitseinsicht zufriedengeben. Andererseits gibt es Menschen, deren Krankheitsverständnis weit über das übliche Niveau hinausgeht. Doch kann der Eigensinn auch jede Krankheitsdefinition ausschließen und wir müssen den Psychoseerfahrenen zunächst einmal noch weiter entgegenkommen.

Die Behauptung, wir brauchen für die Krankenkasse eine Diagnose und dürfen sonst gar nicht behandeln, ist in dieser Schlichtheit falsch. Niemand hindert uns an einer Art »doppelter Buchführung«, wie sie auch viele Psychoseerfahrene gut beherrschen. Und sinnlos ist es allemal, jede Behandlungsleistung an Krankheitseinsicht zu knüpfen, die Fähigkeit der erkrankten Person dazu aber bei schweren Krankheitsverläufen infrage zu stellen.

Compliance – Unterwerfungsrituale oder Ergebnis gemeinsamer Anstrengungen?

Compliance wird oberflächlich definiert als die Bereitschaft des Patienten, das zu tun, was der Arzt für richtig hält. In der Regel ist damit die

Einwilligung gemeint, Medikamente zu nehmen. Wenn das der Fall ist, hat der Arzt gut gearbeitet. Patientinnen und Patienten, die ihre Tabletten nicht oder unregelmäßig nehmen, gelten als noncompliant. In diesem Fall gehen wir davon aus, dass sie besonders krank sind.

Schon diese Definition macht deutlich, wie schnell einfache sozialpsychologische Grundregeln außer Kraft gesetzt werden: Für das Gelingen oder Misslingen einer Kooperation sind immer beide Seiten verantwortlich. Die Kooperation gelingt, wenn beide Seiten die gleiche Sprache sprechen, wenn sie ausreichend weit aufeinander zugehen, wenn die Rahmenbedingungen stimmen usw. Dafür tragen wir mindestens eine Mitverantwortung. Für das Gelingen der Kooperation kann es eine Rolle spielen, ob wir

- zunächst mal auf stigmatisierende Begriffe verzichten,
- ein Interesse an subjektiven Erklärungsmustern haben,
- das Umfeld, insbesondere die Familie einbeziehen,
- hinsichtlich Ortes, Zeitpunktes und Dauer des Erstkontakts flexibel sind, also z.B. bereit sind, beim Erstkontakt unsere gewohnte professionelle Umgebung zu verlassen und der erkrankten Person die Chance eines Heimspiels zu geben,
- der Herstellung einer vertrauensvollen therapeutischen Beziehung Vorrang geben,
- bei der Wahl unserer Methodik flexibel sind und
- unser Vorgehen mit der erkrankten Person und gegebenenfalls ihrer Familie dialogisch aushandeln und abstimmen.

In einer aufsehenerregenden Studie über gelingende Kooperation in der psychiatrischen Praxis analysiert Peri Terzioglu (2005) folgende Voraussetzungen: Zeit, Offenheit, Souveränität, Kritikfähigkeit, Verfügbarkeit, Flexibilität, Verlässlichkeit und Verhandlungsbereitschaft. Das Ringen um Kooperation darf nicht ausschließlich auf Pharmakotherapie ausgerichtet sein. Eine individuell angepasste und akzeptierte Medikation kann die Rückfallhäufigkeit reduzieren und den Krankheitsverlauf günstig beeinflussen. Gleichzeitig gibt es somatische Nebenwirkungen (Dyskinesien, Gewichtzunahme, Libidoverlust, körperliche Erkrankungen), die den Behandlungserfolg konterkarieren und die Medikamenten-Compliance reduzieren.

Hinzu kommt das meist unbeachtete Risiko psychologischer Nebenwirkungen der Medikation: Die Patientin oder der Patient folgt dem angebotenen (vielleicht auch falsch verstandenen) reduktionistischen Krankheitsverständnis (Stoffwechselstörung verursacht Schizophrenie), reduziert den inneren Kraftaufwand für die Bearbeitung anstehender Konflikte und die Selbstverantwortlichkeit. Aus dem krankheitsbedingten Abspaltungsprozess wird ein behandlungsbedingter. Die allzu sehr übertragene Verantwortung wird fast notwendig enttäuscht, und ein Behandlungsabbruch ist die Folge.

Ist die Medikation in eine tragfähige, auf Dialog ausgelegte (psycho-)therapeutische Beziehung eingebunden, kann sie Ziele aushandeln, Dosierungen ausprobieren, Verantwortung teilen und Enttäuschungen vorbeugen. Doch das erfordert ein anderes, eben nicht reduktionistisches Krankheitsverständnis und ein entsprechendes Zeitbudget.

»Noncompliance« – Krankheitsmerkmal oder Kooperationsstörung?

50 Prozent der Patientinnen und Patienten mit Schizophrenie-Diagnose nehmen ihre Medikamente nicht oder nicht wie verordnet (Fenton 2000). Bei 20 Prozent wirken sie nicht wie beabsichtigt; sie sind »non responder« (Kane 1993). Trotz besserer Medikamente ist die Compliance nicht viel besser geworden. Offenbar ist die Noncompliance nicht allein mit den Nebenwirkungen der Medikamente zu erklären, sondern auch mit der Qualität der therapeutischen Beziehung überhaupt. Auch diese hat Nebenwirkungen. Offenbar muss nicht nur die Chemie des Wirkstoffs stimmen, sondern auch die Chemie der Beziehung. Eine autoritäre Psychiatrie mit allzu reduktionistischem Krankheitsbild treibt Psychoseerfahrene ins Abseits, wird so auch für die Pharmakotherapie selbst zum Problem und für die weitere wissenschaftliche Entwicklung zu einem ernst zu nehmenden Hindernis.

Wer also ist unkooperativ?

Patientinnen und Patienten,

- die jede Hilfe ablehnen,
- die professionelle Unterstützung ablehnen, umfassende Hilfsangebote

von Freunden und Angehörigen aber im Sinne einer »private Soteria« annehmen (Bock 2001),

- die keine Medikamente nehmen wollen, andere therapeutische Angebote, vor allem ein Bemühen um Verständnis (als Voraussetzung für alle weiteren Schritte) aber ausdrücklich wünschen,
- bei denen die Medikamente trotz sorgfältiger Handhabung nicht (günstig) wirken?

Oder auch Therapeutinnen und Ärzte,

- die nur medikamentöse Hilfe anbieten, psychosoziale und psychotherapeutische aber vorenthalten, obwohl die Rückfallrate dann 50 Prozent niedriger wäre (Fenton 2000),
- die zu viele Medikamente verordnen oder zu hoch dosieren, obwohl zusätzliche Hilfen bei 70 Prozent der Erkrankten die notwendige Dosis erheblich reduzieren würde (Alanen 2001),
- die nur psychosoziale Hilfe anbieten, obwohl eine Medikation hilfreich und akzeptabel oder kompatibel wäre,
- die eine therapeutische Beziehung nicht aufnehmen oder beenden, weil die erkrankte Person sich eigensinnig verhält,
- die eine eigene Behandlungsbereitschaft an unzulässige Voraussetzungen knüpfen, statt offen um Kooperation zu ringen?

Eigensinn als Chance

Wenn jemand in einer gegebenen Situation Hilfe ablehnt, dann sollten wir unterstellen, dass er oder sie das nicht ohne Grund tut und dass die Erklärung nicht einfach pauschal in der Erkrankung zu suchen ist. Wir müssen zumindest hypothetisch annehmen, dass die Ablehnung auch mit uns zu tun hat, mit unserer Person, der Begrenztheit des Hilfsangebots oder den strukturellen Rahmenbedingungen. Diese Sichtweise ermöglicht uns, zu lernen und so die Kooperationsbedingungen zu verbessern.

Wir dürfen ebenso hypothetisch annehmen, dass die Ablehnung von Hilfen in einer besonderen Art nicht nur als Selbstschädigung zu verstehen ist, sondern auch eine Schutzfunktion haben kann: Menschen, die eine konkrete (medikamentöse) Hilfe ablehnen, wollen damit bewusst oder unbewusst z.B. die Zuschreibung einer Erkrankung vermeiden, eine bestimmte Selbstwahrnehmung aufrechterhalten und ihren Stolz bewahren. Vielleicht haben sie auch vor allem Angst vor der Behandlung oder den Folgen der Erkrankung und schützen sich vor ihren Ängsten, indem sie den Kopf in den Sand stecken. Eine andere Möglichkeit könnte sein, dass sie sich vor anderen schämen, andere Personen, z.B. Familienmitglieder, vor Stigmatisierung schützen oder umgekehrt Druck auf andere ausüben wollen und die Einmischung Dritter sie dabei stört.

Es geht also nicht darum, Noncompliance zu heroisieren oder pauschal gutzuheißen, sondern darum, diesen Begriff zu entmythologisieren und zu hinterfragen. Was bedeutet es, wenn sich jemand der Kooperation entzieht? Was sagt sein Eigensinn über die psychosoziale Situation, die Lebensqualität und die Erkrankung aus? Und was können wir als Therapeutinnen und Therapeuten für unsere Arbeit und die Strukturen der Psychiatrie daraus lernen?

Die Hoffnung stirbt nie

Viele Untersuchungen zum Langzeitverlauf der Schizophrenie kommen zu einem ähnlichen Ergebnis: Ein Drittel aller psychoseerfahrenen Menschen werden einmal in ihrem Leben psychotisch und entwickeln dann genügend Widerstandskraft, um gesund zu bleiben; ein Drittel muss in Lebenskrisen damit rechnen, erneut zu dekompensieren, und entsprechend vorbeugen bzw. Halt suchen; bei einem Drittel bleiben bestimmte Restsymptome, die man je nach Perspektive als Beeinträchtigung oder Selbstschutz betrachten kann und die unterschiedliche Formen der Unterstützung und des Ausgleichs erforderlich machen (Brenner u.a. 1992). Ähnliches gilt bei anderen Diagnosen. Das wichtigste Ergebnis aller Langzeituntersuchungen aber ist: Eine abschließende individuelle Prognose ist zu keinem Zeitpunkt möglich. Die Möglichkeit einer plötzlichen Genesung ist nie auszuschließen.

Faktoren, die den Verlauf günstig oder ungünstig beeinflussen, suchte man lange in der Pathologie: z.B. später, plötzlicher Beginn, abgrenzbare Halluzinationen usw. Dann wurde deutlich, dass subjektive Faktoren mindestens ebenso entscheidend sind: Subjektive Erklärungsmodelle und Krankheitskonzepte entscheiden nicht nur über das konkrete Hilfesuchverhalten, sondern auch über den Hilfebedarf (Romme, Escher 1989). Die Übereinstimmung mit dem Behandelnden und das Erleben von Respekt entscheiden wesentlich über Compliance. Dass kognitive und andere Beeinträchtigungen den Verlauf ungünstig beeinflussen, liegt nahe und führt zu entsprechenden Förderprogrammen. Dass soziale Beeinträchtigungen wie Arbeitslosigkeit, wenig soziale Einbindung und Verantwortung, instabile Peerbeziehungen und unzureichende familiäre Ressourcen ungünstig sind, erscheint ebenfalls selbstverständlich und sollte stärker als bisher zu Diskursen führen, die über die Fachdiskussion hinaus in die Sozialpolitik reichen (Sozialpsychiatrische Informationen 2005, Heft 4).

Eigensinn und Psychotherapie

Die Psychiatrie hat offenbar Mühe, den eigenen Sinn der psychischen Erkrankung anzuerkennen und den Eigensinn der Patientin oder des Patienten als positive Herausforderung zu sehen. Kann die Psychotherapie dabei helfen? Spontan ist man geneigt, die Frage zu bejahen. Was kann Psychotherapie anderes wollen, als die Eigenheit eines Menschen zu stärken und ihm dabei zu helfen, seinem Leben mit oder ohne Erkrankung einen Sinn zu geben. Doch wird die psychotherapeutische Praxis diesem Anspruch gegenüber psychisch erkrankten Menschen noch gerecht? Und wie flexibel sind Psychotherapeuten im Umgang mit eigenwilligen Patienten?

Nach meinen klinischen Erfahrungen gibt es zunehmend viele Psychotherapeutinnen und -therapeuten, die bereit sind, auch mit psychoseerfahrenen Menschen zu arbeiten. Aber es gibt immer noch viele Gutachterinnen und Gutachter, die – vielleicht mangels eigener Erfahrung – Psychotherapie bei Psychosen ablehnen. Und es gibt Institute, die ihrer Verpflichtung zur Fortbildung nicht nachkommen.

Die S3-Leitlinien für Schizophrenie und bipolare Störungen empfehlen Psychotherapie eindeutig. Und der zuständige Gemeinsame Bundesausschuss (GBA) von Trägern und Kostenträgern verpflichtet in einem Beschluss von 2014, Psychotherapie anzubieten und zu finanzieren. Auch die klinische Praxis lehrt: Die psychotherapeutische Arbeit mit Psychoseerfahrenen tut beiden Seiten gut:

- Den Patientinnen und Patienten vor allem dann, wenn Begleitung und Empathie im Vordergrund stehen und nicht der unmittelbare Anpassungs- und Veränderungsdruck, weil gerade so Entwicklungen leichter möglich werden und auch Autonomie nur so wachsen kann.
- Den Therapeutinnen und Therapeuten, weil Psychoseerkrankte sie zwingen, sich sehr existenziellen Fragen zuzuwenden und die Beziehung vor die Methode zu stellen. Sie müssen methodisch flexibel werden, dürfen stützende und aufdeckende Angebote nicht als Alternativen sehen, sondern als notwendig zur jeweils richtigen Zeit.

Psychotherapeutinnen und -therapeuten in Einzelpraxis neigen meist zu einer Selektion von kooperativen und einsichtigen, eben nicht eigensinnigen Patientinnen und Patienten. Kurzfristige Kriseninterventionen, schnelle Einbeziehung von Familien, Flexibilität hinsichtlich Dichte und Dauer sind so kaum möglich, sondern erfordern die Bedingungen einer Institutsambulanz. Angebote, die aus der Situation heraushelfen, Struktur geben und Kontakte eher beiläufig entstehen lassen, sind in der Regel in einer Institutsambulanz deutlich leichter möglich. Psychotherapeutische Kompetenz ist viel leichter einzubetten in ein tragendes flexibles Gesamtsetting. Die aktuelle Diskussion um eine ambulante Komplexleistung und kooperative Strukturen könnte eigensinnigen Menschen entgegenkommen – auf beiden Seiten, bei Patienten und Therapeuten.

Chancen der Recoveryforschung

Inzwischen propagiert die sogenannte Recoveryforschung einen Perspektivenwechsel: Die Konzentration auf den Krankheitsverlauf sei kontraproduktiv; entscheidend sei, die Genesung zu fördern und entsprechende Persönlichkeitsbereiche, Beziehungen und Aufgaben zu unterstützen. Das hört sich auf den ersten Blick vielleicht spitzfindig an, bedeutet aber immerhin, Krankheit nicht mehr absolut, sondern relativ zu betrachten und die Betroffenen nicht nur als Symptomträger, sondern als Partner eines konstruktiven Prozesses anzuerkennen.

Subjektive Krankheitskonzepte, individuelle Bewältigungsstrategien und familiäre Ressourcen haben für den Langzeitverlauf eine mindestens gleich große Bedeutung wie eng umgrenzte professionelle Behandlungsstrategien. Sie anzuerkennen und respektvoll einzubeziehen, optimiert den Behandlungserfolg.

Die Gleichsetzung von Gesundheit und Symptomlosigkeit erweist sich als weltfremd und unzulänglich. Behandlung ausschließlich darauf auszurichten, Symptome zu beseitigen, vermittelt wenig Hoffnung und macht keinen Sinn. »Recovery« ist umfassender, meint auch das gesunde Leben mit Erkrankung, würdigt die individuellen, familiären und sozialen Ressourcen der erkrankten Menschen und gibt dabei auch dem Eigensinn mehr Spielraum. Ich habe die Hoffnung, dass viele der Ergebnisse der Psychoseseminare auf diese Weise Eingang finden in die internationale Forschung:

- die stärkere Orientierung an subjektiven Einstellungen und Krankheitskonzepten,
- die Würdigung individueller, familiärer und sozialer Ressourcen,
- die Kritik an rein pathologischen Konzepten,
- die Bedeutung der anthropologischen Aspekte und
- die Ausrichtung der Psychiatrie an den Prinzipien des Trialogs (siehe auch Beitrag von Michaela Amering, S. 55).

Andreas Knuf (2020) sieht in den Recoverykonzepten eine Abkehr »vom demoralisierenden Pessimismus zum vernünftigen Optimismus«. Seine Gegenüberstellung verdeutlicht die Richtung der anstehenden Veränderung.

TABELLE 1

Vergleich des Recoveryansatzes mit dem Konzept der klassischen Psychiatrie (Knuf 2020, S. 15)

	Empowerment / Recoveryansatz	Klassische Psychiatrie
Ziele	Ein zufriedenes, selbstbestimmtes und erfülltes Leben; Inklusion; Gesundung	Symptomreduktion, Rückfallprophylaxe, berufliche Wiedereingliederung
Perspektive	Zufriedenes Leben ist für alle Betroffenen möglich, manchmal gelingt auch eine völlige Gesundung	Keine »falschen Hoffnungen« machen; »vita minima« muss hingenommen werden; wer keine Symptome hat, kann froh sein
Hilfen	Alle Hilfen, die das Wohlbefinden, die individuelle Bewältigung der Erkrankung und die Auseinandersetzung damit fördern; Peersupport erhält hohe Bedeutung	Klassisches psychiatrisches Angebot; Fokus auf Medikation
Hoffnung, Zuversicht	Wird als Voraussetzung und wichtiger Entwicklungsschritt für Recovery verstanden; ihre Förderung ist Auftrag für die professionelle Arbeit	Bezieht sich vor allem auf die Wirkung der Medikamente und der übrigen Behandlung
Selbsthilfe	Selbsthilfe ist zentral für den Recoveryprozess, ohne Selbsthilfe ist Recovery nicht möglich; Selbsthilfeförderung ist selbstverständliches Element jedes Behandlungsangebots	Selbsthilfe wird von professioneller Seite wenig unterstützt
Selbstbestimmung	Ist zentral, um Motivation zu fördern und dem Klienten zu helfen, seinen eigenen Werten und Lebensvorstellungen zu folgen; Wahlmöglichkeiten erleichtern den Recoveryprozess	Psychisch kranke Menschen sind nur zu bedingter Selbstbestimmung in der Lage

Eigensinn aus Sicht der Angehörigen – ein besonderes Dilemma

Von der Psychiatrie allein gelassen

Angehörige, insbesondere Eltern, haben verständlicherweise Mühe, wenn sich die umsorgten Familienmitglieder eigensinnig verhalten, wenn sie Hilfen ablehnen oder an den Angeboten rummäkeln und die Medikation ohne Rücksprache verändern. Nicht selten bedeutet das für die Angehörigen, mit allem Elend und allen Sorgen allein zu sein. Das wiederum ist nicht dem Eigensinn der erkrankten Personen allein anzulasten, sondern viel mehr der unzulänglichen einseitigen Ausrichtung der Psychiatrie. Seit Langem fordern die Organisationen der Angehörigen mehr ambulante Krisendienste, die rund um die Uhr auch aufsuchend zur Verfügung stehen. Und auch viele der Geschichten zeigen, dass nicht der Eigensinn das Problem ist, sondern die mangelnde Flexibilität der Psychiatrie.

Der Umgang mit Eigensinn offenbart noch ein anderes Dilemma; Angehörige haben immer mit mindestens zwei Prozessen gleichzeitig zu tun:

- zum einen mit der biografisch bedingten Ablösung des Kindes bzw. dem notwendigen Ringen um Selbstständigkeit zwischen Partnern

und Geschwistern bzw. dem Eigensinn des alternden Menschen aus der Perspektive des Kindes,
- zum anderen mit der Überlagerung dieser natürlichen Prozesse durch eine Erkrankung, durch die Skurrilität besonders eigensinniger Wahrnehmungen und Handlungen.

Das Dilemma besteht darin, dass die eine Ebene nicht durch die andere ersetzt wird, sondern fortbesteht. So kann die Erkrankung aus Sicht der Eltern eine bestimmte Anpassungsleistung nötig machen; gleichzeitig erfordert das Erwachsenwerden des Kindes von diesem Ablösung und Eigensinn. Oft ist die Versuchung groß, der Erkrankung erst mal Vorrang einzuräumen, nach dem Motto: »Zum Erwachsenwerden ist dann noch Zeit genug; die Ablösung gelingt gesund leichter.« Doch die Gleichzeitigkeit der Prozesse ist nicht aufzuheben. Möglicherweise signalisiert die Erkrankung sogar Mühen mit den anstehenden biografischen Schritten. In keinem Fall macht es Sinn, die Rolle des Vaters, der Mutter, des Kindes oder Geschwisters hintanzustellen, um erst einmal die Erkrankung zu behandeln. Die Rolle des »Krankenhelfers« wäre nicht zu füllen – und wenn doch, dann nur um den Preis, dass viel Wichtigeres und Kostbares verloren geht. Oft werden Angehörige also im mehrfachen Sinne allein gelassen: Beim Umgang mit der Erkrankung, mit dem vielleicht besonderen Eigensinn der erkrankten Person und mit dem Dilemma, zwischen den Erfordernissen der Erkrankung und der natürlichen Ablösung nie wirklich trennen zu können.

Private Soteria?

In vielen Geschichten wird nicht nur die enorme Belastung der Angehörigen sichtbar, sondern auch ihre manchmal unglaubliche Geduld und Tragfähigkeit. Schon im Buch Lichtjahre (Bock 2001) kommen Geschichten von Psychoseerfahrenen vor, die ganz ohne professionelle Behandlung bleiben und dabei auf enorme familiäre Ressourcen zurückgreifen können. Auch bei den hier berichteten Geschichten des Eigensinns übernehmen Angehörige große Lasten und viel Verantwortung. Manche Situationen erinnern an das Setting einer »privaten Soteria-Station«, mit dem Unterschied, dass die personellen Kapazitäten erheblich kleiner sind.

Wünschenswert wäre, wenn wir an dieser Stelle von professioneller Seite her keine Konkurrenzsituation heraufbeschwören, nach dem Motto: »Sollen die doch sehen, wie weit sie damit kommen.« Oder: »Wenn sie wirklich was wollen, werden sie ihren Sohn oder ihre Tochter schon bringen.« Oder: »Schön, dass die Kinder die alte demente Dame bzw. den alten Herren betreuen, das spart der Versicherung große Kosten.« Notwendig ist, die privaten und professionellen Ressourcen nicht gegeneinanderzustellen, sondern zu integrieren und zu bündeln. Doch genau dafür muss die Verteilung der therapeutischen Kapazitäten erheblich flexibler und weniger an stationäre Behandlung gebunden sein.

Missbrauch der Angehörigen?

Inzwischen ist die Angehörigenbewegung aus meiner Sicht in eine neue spannende Phase getreten – umworben von den Pharmafirmen und mit mehr Mitteln ausgestattet, ringt sie auch weiter um die gemeinsamen Ziele: mehr Beweglichkeit der Psychiatrie, Ressourcen für Krisenintervention und bessere soziale Absicherung. Wenn man die Gesetzgebung zur Grundsicherung, die Anfang 2004 in Kraft trat, betrachtet, dann durchaus mit Erfolg. Doch zumindest, wenn man nach Amerika schaut, muss man fürchten, dass sich manche Angehörige von der Einfachheit des Denkens vieler Profis bzw. von den interessengeleiteten Positionen der Pharmaindustrie anstecken lassen. Und plötzlich werden sehr schlichte Theorien über die Genese psychischer Störungen wieder mehrheitsfähig: Bestimmte Transmitter sind entgleist, umgrenzte Hirnareale nicht ausreichend durchblutet. Das ist alles nicht neu: Schlichte somatische Theorien gab es auch im letzten Jahrhundert zuhauf, abgewechselt von ebenso schlichten psychischen Konstruktionen (Hoff 2014).

Diese Vereinfachungen entsprechen vielleicht dem Zeitgeist; mit dem aktuellen Stand wissenschaftlicher Erkenntnisse haben sie nicht mehr viel zu tun. Hier liegt im Vergleich zu früheren Fehleinschätzungen ein entscheidender Unterschied, und hier beginnt der Missbrauch der Angehörigen. Wir wissen inzwischen, dass die schlichten somatischen Theorien falsch sind und dass die Wirklichkeit – auch die unseres Gehirns – komplexer ist: Veränderungen im Hirnstoffwechsel beeinflussen unser Fühlen, Denken und Handeln. Aber umgekehrt beeinflusst unser

Fühlen, Denken und Handeln auch die Entwicklung und Funktionsweise unseres Gehirns – und zwar mindestens ebenso nachhaltig. Auch die Hirnstrukturen sind nicht einfach gegeben und legen uns entsprechend fest; sondern auch sie werden durch Inanspruchnahme oder Nicht-Beanspruchung gebahnt und entsprechend geprägt (Huether 2014). Die Hirnforschung ist auf einem sehr viel höheren Niveau, als manche biologische Psychiaterinnen und Psychiater glauben machen, und vielleicht auch, als manche Angehörige glauben wollen.

Spiegelneurone – der Mensch als soziales Wesen

Mit der Entdeckung der sogenannten Spiegelneurone (Bauer 2005) ist noch eine weitere Dimension hinzugekommen: Offenbar reagieren unsere neuronalen Strukturen nicht nur auf die unmittelbaren eigenen Erfahrungen und bilden entsprechend Leid und Glück ab. Bestimmte Neuronen reagieren auch und besonders auf das Miterleben – und zwar fast in der gleichen Intensität und mit langer Nachwirkung! Unsere Hirnstrukturen und Transmitter reagieren also auf eigene und fremde, auf psychische und soziale Erfahrung. Etwas lapidar könnte man sagen: Die Hirnforschung entdeckt den Menschen als soziales Wesen. Die Konsequenz für unser Thema lautet: Zusammenleben prägt – auch physiologisch –, und zwar beide Seiten, die psychisch Erkrankten und die Angehörigen. Psychoseerfahrene Menschen werden von den Erfahrungen des Zusammenlebens beeinflusst, und zwar nicht nur von den Dingen, die sie unmittelbar betreffen; auch das Glück oder Unglück der Angehörigen spielt eine Rolle. Die Ausgangsposition der Angehörigenbewegung »Ich muss auch auf mich selbst aufpassen« bekommt also hirnphysiologische Rückendeckung!

Umgekehrt lässt sich nun auch die Last der Angehörigen, die oft ja immer noch Jahre und Jahrzehnte in zum Teil unglaublich schwierigen Situationen allein gelassen werden, durch physiologische Erkenntnisse belegen; das heißt, sie dürfen auch an sich denken, um nicht von den Spiegelneuronen mitgerissen zu werden, und sie können sich auch selbst infrage stellen, ohne sich schuldig fühlen zu müssen.

Einbeziehung der Angehörigen – Trialog im psychiatrischen Alltag

Was bedeutet diese Abkehr von medizinischer Schlichtheit für die Angehörigen? Aus meiner Sicht ist der Reduktionismus auch für die Angehörigen eine Zumutung. Gerade sie brauchen und fordern eine andere Beziehungskultur und eine sorgfältige Wahrnehmung und Förderung der individuellen, sozialen und familiären Ressourcen. Ich denke, dass wir Psychiater und Psychologen die alten Fehler der Schuldzuweisungen an die Angehörigen so nicht wieder machen werden. Und zumindest in den Psychoseseminaren wird der Diskurs zu diesen Fragen der Wechselwirkung im Zusammenleben auch von den Erfahrenen überwiegend sehr differenziert geführt. Sicher bin ich mir, dass die Wissenschaft die endgültige Erklärung für Psychosen und eine für alle richtige Behandlung nie finden wird. Aus meinem Abstand heraus kann ich sogar sagen: zum Glück. Dafür ist der Mensch einfach zu kompliziert. Wir können die Schizophrenie nicht »ausrotten«, und wenn wir es könnten, würden wir das Menschsein beschädigen. Das nimmt die Wissenschaft zunehmend wahr, nur die Wissenschaftsanwender halten manchmal noch an der alten Schlichtheit fest.

Die einen befürworten eine offensive Früherkennung, auch um den Preis falscher Stigmatisierung, und eine entsprechende Frühmedikation, manche sogar schon vor dem Ausbruch von Symptomen. Diese forsche Zielsetzung, bei der es um viel Geld geht, ging auch vielen der altehrwürdigen konservativen und der Revolte unverdächtigen Psychiaterinnen und Psychiater wie Prof. Häfner und Prof. Hippius zu weit. Doch der Markt wird abgesteckt auf Kongressen und in den vielen halbwissenschaftlichen von Firmen gesponserten bzw. herausgegebenen Heften und Broschüren.

Auf der anderen Seite stehen sehr ermutigende Erfahrungen mit ambulanter Krisenintervention und konfliktorientierten entlastenden psychotherapeutischen Interventionen u.a. in Skandinavien (Aderhold 2003), zum Teil auch in Australien und Neuseeland und integriert mit sozial- und gruppentherapeutischen Angeboten auch in Hamburg (Bock 2014). Die vielleicht größte Neuerung dabei ist die möglichst unmittelbare Einbeziehung der Angehörigen: Möglichst von Anfang an werden die therapeutischen Interventionen in gemeinsamen Behandlungskonferenzen, quasi im therapeutischen Trialog, entwickelt und abgestimmt. Die Erfolge sind beeindruckend – auch und besonders bezüglich der Reduktion des Einsatzes von Psychopharmaka. Bis zu 50 Prozent der jungen ersterkrankten schizophrenen Menschen haben sich weitgehend ohne Psychopharmaka stabilisiert, teilweise sogar nachhaltiger als die anderen (ADERHOLD 2003).

Nicht zufällig beziehen sich die Kontroversen vor allem auf das Verständnis der erkrankten Person, auf die Gewichtung der Neuroleptika und die Rolle der Angehörigen. Unter Kostendruck kann man weiter fantasieren: Besinnt sich die Psychiatrie auf das Kerngeschäft, die stationäre Behandlung und rechtzeitige langfristige Vergabe von Neuroleptika? Oder gelingt es, die Kliniken in strukturübergreifende Behandlungszentren zu verwandeln, die ideologiefrei differenzieren zwischen den Bedürfnissen der sehr verschiedenen Patientinnen und Patienten sowie ihrer Familien und verschiedene Methoden integrieren – ganz im Sinne des aufgezeigten komplexen Wissens? Und womit können sich die Angehörigen mehr identifizieren?

Den Eigensinn der psychoseerfahrenen Menschen mehr als bisher zu respektieren und dem eigenen Sinn der Erkrankung mehr Bedeutung beizumessen, sehe ich Chancen auch für die Angehörigen!

Eigensinn aus der Perspektive verschiedener Angehöriger

In manchen kulturpessimistischen Veröffentlichungen erscheint die Familie fast schon als Auslaufmodell. Gleichzeitig funktioniert die Psychiatrie mit ihrer Komm-Struktur und dem finanziell erdrückenden Primat stationärer Versorgung so, dass die Angehörigen über verschreckend lange Zeit mit psychisch erkrankten Familienmitgliedern allein gelassen werden. Tatsächlich tragen viele Familien erhebliche Belastungen mit unbehandelten Erkrankten in sehr beeindruckender Weise ganz allein (BOCK 2001). Eine somatisch orientierte Psychiatrie, die vor allem auf Medikation und Psychoedukation setzt, ist offenbar wenig motiviert, diese Not wahrzunehmen, und kaum in der Lage, sie zu ändern. Hoffnung geht eher von Modellen aus, die auf vertrauensbildende Maßnahmen (z.B. Behandlungsvereinbarungen) setzen und niedrigschwellige sowie aufsuchende Angebote integrieren.

Perspektive der Eltern

In diesen Zusammenhang verdient auch die Weigerung vieler Psychiaterinnen, allerdings auch vieler Psychotherapeuten, die Angehörigen, insbesondere die Eltern, wahrzunehmen, anzuhören oder einzubeziehen, eine kritische Würdigung. Aus Sicht einer Institutsambulanz, die mit den komplexen Problemen der Familien gut vertraut ist und nicht nur kleine Ausschnitte wie ein Klinikarzt mitbekommt, ist eine solche grundsätzliche Weigerung vor allem eine Schutzbehauptung – aber eben nicht geeignet, die Patientinnen und Patienten zu schützen, sondern die eigenen Vorurteile und/oder die eigene Bequemlichkeit. Natürlich bedarf es der Loyalität und der Abgrenzung, natürlich darf nicht hinter dem Rücken der erkrankten Person kommuniziert werden. Doch um genau das zu gewährleisten, brauchen Familien unter Umständen Hilfe in Form von gemeinsamen Gesprächen und/oder im Sinne einer Achtung der jeweils unterschiedlichen subjektiven Perspektiven mit allen Schmerzen, Ängsten und Hoffnungen.

Auch hier gilt: Nicht jedes Familiengespräch bedeutet Familientherapie und nicht jedes Angehörigengespräch ist gleich Psychotherapie. Doch ein Wissen um die intrapsychische und psychosoziale, auch familiäre Eigendynamik einer Psychose, einer bipolaren Störung usw. ist notwendig. Die Integration psychotherapeutischen Handelns in den psychiatrischen Alltag mit einer gewissen Souveränität im Umgang mit verschiedenen Settings nutzt auch den Angehörigen.

Für mich persönlich war hier auch das Psychoseseminar ein gutes Lernfeld: Im Zusammenklang der verschiedenen Perspektiven von Erkrankten, Angehörigen und Fachkräften, mit der Chance, auch über Umwege aus den Erfahrungen fremder Angehöriger bzw. Erfahrener zu lernen, ist es beeindruckend gut möglich, die Wechselwirkungen des Zusammenlebens, die familiären Ressourcen, aber auch die tragischen Verwicklungen zu betrachten, ohne Schuld zu verteilen. Dann bekomme ich auch wieder Hoffnung, dass die sterilen Botschaften der Pharma-Hochglanzbroschüren, dass Psychosen nichts anderes als Transmitter-Mangelerscheinungen seien, sich als Anmaßung erweisen und – was viel wichtiger ist – als Unterforderung der Angehörigen!

In einem auch psychotherapeutisch geprägten Setting, wie ich mir das vorstelle, können Angehörige ihre Not und ihre Sorgen selbstverständlich einbringen, die therapeutischen Entscheidungen mitbekommen und nachvollziehen, um sich dann auch auf eigene Bedürfnisse, Grenzen, Wünsche und Perspektiven zu besinnen. Denn wenn ein junger Mensch in der Psychose seine Grenzen verliert, was nützt es, wenn auch seine Eltern nun ebenfalls grenzenlos werden und selbstlos handeln. Doch das sagt sich leicht und bedarf in der konkreten Not der (vielleicht auch psychotherapeutischen) Unterstützung.

Perspektive der Partnerinnen und Partner

Am Beispiel der bipolaren Störung wird deutlich, wie leicht gerade eine Partnerschaft Gefahr läuft, komplementäre Beziehungsmuster zu entwickeln und damit selbst »bipolar« zu werden – Angehörige durchleben »erschlagende« Phasen in der Manie ihrer Partnerin oder ihres Partners und Phasen völliger Erschöpfung und Selbstausbeutung in depressiven Zeiten. Damit wird nicht nur die Gesundheit des Angehörigen gefährdet, sondern über jeweils entsprechende Schuldgefühle und Selbstentwertungen auch die bipolare Störung selbst angeheizt.

Eine reine Psychoedukation mit der Botschaft, die Erkrankung wird nur von Genen und Botenstoffen bestimmt, ist dann wenig hilfreich oder sogar kontraproduktiv. Selbstverständlich gibt es bei gravierenden psychischen Veränderungen nicht nur eine somatische, sondern auch eine intrapsychische, soziale und familiäre Eigendynamik. Bei der Evaluation unserer Bipolaren-Therapie haben wir nicht nur herausgefunden, dass ein gruppentherapeutisches Setting für die Patientinnen und Patienten sehr hilfreich sein kann, sondern auch dass ein rechtzeitiges Einbeziehen der Angehörigen die Dynamik erheblich abmildert. Bei einer speziellen Angehörigengruppe konnten wir die Erfahrung machen, dass auch die separate Unterstützung der Angehörigen bei ansonsten bisher nicht erreichbaren Patientinnen und Patienten die Gesamtsituation deutlich entlastet. Und auch für die Angehörigen gilt: Psychoedukation im Sinne einer allzu schlichten Erklärung und einer permanenten Aufmerksamkeit auf Frühsymptome reicht nicht, sondern stört die Genesung und schadet der Beziehung.

Situation der Kinder

Kinder psychisch erkrankter Eltern wurden lange vernachlässigt und werden erst seit den 2000er-Jahren verstärkt wahrgenommen – vor allem als Risikogruppe. Dass Kinder endlich mehr Beachtung und Hilfen bekommen, ist überfällig (Mattejat, Lisofsky 2014; Homeier 2018), doch auch hier sind Art der Hilfen und Haltung der Therapeutinnen und Therapeuten entscheidend. Kinder haben eine besondere Stärke, Selbstverständlichkeit lange aufrechtzuhalten: Mutter und Vater sind Mutter und Vater, auch wenn sie manchmal komisch sind. Zugleich sind sie in bestimmten Phasen aber auch anfällig für Schuldgefühle: Meiner Mutter geht es schlecht, weil ich versagt habe. Wenn ich das oder das mache, geht es meinem Vater bestimmt besser. Die entsprechende »Egozentrik« entspricht ihrer Entwicklung.

Die bisherigen Untersuchungen sind eindeutig; Kinder brauchen vor allem (Sielaff 1994):

- altersgemäße Aufklärung (und Entlastung von Schuldgefühlen),
- in Krisen entlastende Bezugspersonen möglichst innerhalb der Familie (anderer Elternteil, Großeltern) oder über Pflegefamilien bzw. professionelle Angebote,
- eventuell auch familienbegleitende Hilfen und
- Unterstützung durch Peergroups anderer Kinder mit ähnlicher Erfahrung.

Wenn diese Bedingungen gegeben sind, können Kinder viel kompensieren (siehe auch »Sterntaler« in Bock u. a. 2007). Eine Große Untersuchung mit einer Katamnese über 25 Jahre ergab, dass Kinder, die bei einer schizophrenen Mutter zu Hause aufwuchsen, nicht (!) mehr belastet waren als Kinder, die fremduntergebracht waren (Higgins u. a. 1997).

Situation der Geschwister

Geschwister von Psychoseerfahrenen kommen in Angehörigengruppen eher selten vor und finden in wissenschaftlichen Untersuchungen noch weniger Beachtung als Kinder psychisch erkrankter Eltern. In einer eigenen qualitativen Studie konnten wir feststellen, dass Geschwister zum Teil ganz erheblich in die Situation involviert sind, sowohl im Sinne eigener Belastung als auch im Sinne einer Übernahme bzw. Delegation von Verantwortung (Bock u. a. 2008).

In Familiengesprächen haben Geschwister oft eine wichtige und entlastende Katalysatorfunktion. Die Beziehung zur kranken Schwester oder zum kranken Bruder wird von der überwiegenden Zahl als nah und durch die Psychose als noch dichter erlebt. Kennzeichnend sind folgende Gefühle: Sorge, Scham, Überforderung, Bemühen um Normalisierung, besondere Verpflichtung als Vertrauensperson sowie Verantwortung für die Anbahnung von Behandlung. Die Qualität der Beziehung vor Ausbruch der Psychose ist dabei entscheidend für die Kontaktmöglichkeiten in der Krise!

Von der Psychiatrie sind die allermeisten deutlich enttäuscht. Die Belastung wird nicht gesehen, Hilfe versagt, Geschwister als »lästige Anhängsel« betrachtet. Auch in Angehörigengruppen werden Geschwister nicht wirklich wahrgenommen! Dabei äußern fast alle Angst, selbst zu erkranken, und Schuldgefühle, weniger im Sinne einer ursächlichen Verantwortung, sondern eher im Sinne einer »Überlebensschuld«. Eigene Erfolge sind peinlich, der Druck, eine perfekte Familie zu repräsentieren, wird übergroß. Die Geschwisterbeziehung ist nur mühsam und oft erst nach entlastender professioneller Hilfe gleichberechtigt zu organisieren. Gleichzeitig sprechen die meisten nicht nur von einer besonderen Belastung, sondern auch von einer Herausforderung, die das eigene Leben positiv geprägt hat.

Mit dem Geschwisternetzwerk des Bundesverbands der Angehörigen psychisch erkrankter Menschen e.V. (www.bapk.de/geschwister-netzwerk/forum) gibt es seit 2019 ein erstes Angebot des Austauschs und der Vernetzung.

Peergroup

Im Zusammenhang mit der größeren Aufmerksamkeit für Ersterkrankte öffnet sich auch der Blick für Angehörige außerhalb der engeren Primär- oder Sekundärfamilie. Wenn es noch Freundeskreise gibt, dann fühlen sich manche Jugendliche hier besonders aufgehoben, gebunden oder ausgegrenzt, sehen sich starken Loyalitätskonflikten ausgesetzt oder wollen tatsächlichen oder vermeintlichen Ansprüchen genügen, unter Umständen sogar mehr als in der Familie. Gerade bei Psychoseerfahrenen mit Drogenerfahrung spielen die Zusammenhänge der jeweiligen »Subkultur« eine gewichtige Rolle. Die männlichen Ersterkrankten unserer Ambulanz konsumieren zu etwa 90 Prozent mindestens Cannabis – die meisten von ihnen gemeinschaftlich. Wie können sie nach Abklingen der Psychose vor sich und den anderen vertreten, dass ihre Gefährdung durch Cannabis nun ungleich größer ist als die der anderen? Wie können wir ihnen dabei helfen, und können wir das, ohne Kontakt aufzuheben?

Ausblick

Nimmt man unser aktuelles Wissen um schizophrene und affektive Psychosen als Maßstab, dann ist die Integration psychotherapeutischer Strategien gerade aus der Sicht der Angehörigen unverzichtbar notwendig. Dabei sind personen- und situationsabhängig unterschiedliche Settings mit und für Angehörige denkbar. Notwendig ist eine große Flexibilität, wer, wann, wo und wie lange einzubeziehen bzw. zusätzlich zu unterstützen ist. Das mag die Struktur der einzelnen Psychotherapeutinnen und -therapeuten an Grenzen bringen, sollte für Institutsambulanzen selbstverständlich sein und ist in kooperativen Netzwerken zwischen beiden gut darstellbar.

Angehörige leisten viel, müssen besser wahrgenommen, unterstützt und in vernünftige Behandlungskonzepte integriert werden. Und sie können von ihren psychoseerfahrenen Familienmitgliedern etwa lernen: Eigensinn. Selbstlose Aktivitäten dienen langfristig nicht der Orientierung, sie vergrößern nur das Chaos. Von Selbstachtung getragene Abgrenzung hingegen kann vorbildlich wirken.

Hoffnung – Macht – Sinn: Recoverykonzepte in der Psychiatrie

Von Michaela Amering

Was bedeutet »Recovery«?

Was gibt Grund zur Hoffnung?

Recovery als Prozess

Recovery als Ergebnis

Recovery und evidenzbasierte Interventionen

Hoffnung – Macht – Sinn

In den 2000er-Jahren hat sich – ausgehend von der internationalen Betroffenenbewegung – das Recoverykonzept entwickelt und breite Resonanz bei Betroffenen, Familien und Fachkräften gefunden (AMERING, SCHMOLKE 2012). In den meisten maßgeblichen Ländern ist heute Recoveryorientierung gesundheitspolitische Vorgabe für die Psychiatrie und Grundlage und Ziel psychosozialer Interventionen wie in der S3-Leitlinie »Psychosoziale Therapien bei Menschen mit schweren psychischen Erkrankungen« der Deutschen Gesellschaft für Psychiatrie und Psychotherapie, Psychosomatik und Nervenheilkunde (DGPPN 2019). Transformationsprozesse wurden eingeleitet und beinhalten Arbeit an einer neuen Grundhaltung, neuartige Angebote wie Recovery Colleges, den unverzichtbaren Beitrag von Erfahrungswissen auf allen Ebenen und den Einsatz von Genesungsbegleiterinnen und -begleitern (ZUABONI u. a. 2019).

Diese Erfolgsgeschichte ist aber auch begleitet von Sorgen um Verwässerung des Konzeptes durch professionelle Vereinnahmung des Recoveryverständnisses aus der Betroffenenbewegung (Krämer u. a. in

Zuaboni u. a. 2019). Das Engagement von Interessensvertretern prägte auch eine andere rezente historische Entwicklung, nämlich die UN-Konvention für die Rechte von Menschen mit Behinderungen (UN-BRK). Erstmalig waren Selbstvertreter am Entstehungsprozess in allen Phasen beteiligt, und historisch erstmalig inkludierten diese auch Personen mit psychosozialen Behinderungen. Die in der UN-BRK klar formulierten rechtlichen Ansprüche unterstützen Recoverykonzepte für einen menschenrechtsbasierten Ansatz in der Psychiatrie (Amering, Gmeiner 2019).

Die im Folgenden kurz dargestellten grundlegenden Überlegungen zu Recovery haben im Lichte dieser Entwicklungen der letzten Jahre nicht an Aktualität verloren und weiterhin Bedeutung für die dringend notwendigen Implementierungsprozesse.

Was bedeutet Recovery?

Im Wörterbuch finden sich folgende Übersetzungen von Recovery: Erholung, Besserung, Genesung, Gesundung, Bergung, Rettung, Rückgewinnung, Wiedergewinnung und Wiederfinden. Patricia Deegan (2005a) – nach fast zwei Jahrzehnten Leben mit Schizophrenie heute weltweit erfolgreiche Forscherin und eine der ersten und wichtigsten Repräsentantinnen von Recovery – definiert sie als eine Entwicklung aus den Beschränkungen der Patientenrolle hin zu einem selbstbestimmten Leben.

Was gibt Grund zur Hoffnung?

Die Recoverybewegung nährt sich erstens aus Selbstzeugnissen von Menschen mit schweren psychischen Erkrankungen, die gesund geworden sind oder die trotz der Erkrankung einen großen Teil ihres Lebens als gesunde Menschen leben können:

- Dan Fisher (o. J.), der mehrere Episoden einer schizophrenen Psychose durchlebt hat, ist im Vorstand des National Empowerment Centers in Washington, USA, und arbeitet sowohl in seinem Beruf als Psychiater als auch als Interessensvertreter für Betroffene.

- Mary Ellen COPELAND (o.J.) hat aufgrund ihrer eigenen Erfahrung mit einer bipolaren Störung und als Angehörige einer Mutter mit einer manisch-depressiven Krankheit Pläne entwickelt, wie das Recoverykonzept in psychiatrischen Einrichtungen und in individuellen Therapieplänen praktisch eingesetzt werden kann. Ihre Recoverymodelle werden in vielen Ländern unterrichtet und angewandt.
- Ron COLEMAN (1999) hat Jahre seines Lebens in geschlossenen Bereichen der Psychiatrie in England verbracht. Seine Teilnahme an einer Selbsthilfegruppe für Stimmenhörerinnen und -hörer hat sein Leben verändert. Heute hat er eine große Familie und berät international psychiatrische Institutionen bei deren Weiterentwicklung. Coleman hat in seinem Buch mit dem Titel »Recovery – an Alien Concept« dargestellt, wie bedauerlich und falsch es ist, dass uns die Vorstellung fremd geworden ist, dass Menschen mit Diagnosen wie Schizophrenie auch wieder gesund werden können. Betroffene, Familien und Fachkräfte scheinen dies gleichermaßen vergessen zu haben. Er betont, wie wesentlich es ist, die eigenen Erfahrungen zu nutzen und wieder in Besitz zu nehmen. Es reicht nicht, einfach den Psychiaterinnen und Psychiatern die Symptome zu berichten und die Verantwortung für die eigene Gesundheit abzugeben, sondern es ist wichtig, aktiv für sich selbst Konzepte des Gesundwerdens zu entwickeln und professionelle Hilfe so zu nutzen, dass sie diesem Ziel dient.

Die Recoverybewegung bezieht sich zweitens auf die wissenschaftlichen Daten zum Krankheitsverlauf. Seit hundert Jahren gibt es wissenschaftliche Verlaufsbeobachtungen, und wir wissen klar, dass immer schon ein Teil der Menschen mit schizophrenen Störungen wieder gesund geworden ist. Darüber hinaus wissen wir, dass viele Menschen auch nach langen und schweren Krankheitsverläufen wieder einen hohen Grad an Gesundheit erreichen und dass Menschen trotz vorhandener Krankheitssymptome ein befriedigendes Leben führen können. Neuere Untersuchungen, z.B. die skandinavischen Konzepte zur Erstbehandlung, belegen, dass eine frühzeitige, individuelle, vor Ort stattfindende Hilfeleistung für Menschen, bei denen sich eine psychotische Erkrankung anbahnt, sehr schnell wieder zur Genesung führen kann.

Recovery als Prozess

Der gemeinsame Tenor der Fülle von Publikationen und Forschungen, die zu Recovery erschienen sind, ist, dass Recovery ein subjektiver Vorgang ist, ein individueller Prozess. Sie wird nicht als fertiges Produkt vorgestellt, sondern als ein fortlaufender Prozess nach einer Orientierung an für den einzelnen betroffenen Menschen wesentlichen Werten und Zielen. Viele Menschen mit psychischen Erkrankungen beschreiben, wie wichtig es für ihre Genesung war, die Hoffnung nicht zu verlieren. Für die praktische Hilfe bedeutet dies: ressourcenorientiert arbeiten, individuelle Ziele im Auge haben und von der positiven prognostischen Einschätzung wissen – denn eine der schädlichsten und am stärksten stigmatisierenden Zuschreibungen ist die Unheilbarkeit psychischer Erkrankungen. Hoffnung zu leben bedeutet, sein Selbstgefühl auch unabhängig von der Erkrankung zu finden, sich die Selbstachtung und das Selbstwertgefühl zu bewahren und sich nicht zur Gänze über die Patientenrolle zu definieren. Darüber hinaus scheint es wesentlich, im Sinne des Empowerments nicht zu viel an Autonomie und Verantwortung an andere über längere Zeiträume abzugeben und den gesellschaftlichen Anschluss durch Beschäftigung, aktive Freizeitgestaltung und soziale Beziehungen nicht zu verlieren.

Recovery als Ergebnis

Was soll das Ergebnis psychiatrischer Hilfe sein? Primär geht es darum, unabhängig von der Symptomatik in sozialen Rollen (Partnerin, Elternteil, Arbeitnehmer, Freundin usw.) funktionieren und über weite Strecken ein sinnerfülltes Leben führen zu können – abgesehen von der Notwendigkeit, in Krisenzeiten unter Umständen immer wieder vermehrt Hilfe zu benötigen. Das bedeutet für die psychiatrische Forschung auch, dass die Qualität des Lebens und das Lebensgefühl, der Lebenssinn, genauso wichtig als Messergebnisse von Behandlung zu erforschen sind wie beispielsweise die Frage, wie viele Tage jemand während einer Krise im Spital verbringt oder wie viele Symptome jemand noch hat.

Der Kontext für Recovery sind einerseits Menschenrechte, Bürgerinnenrechte und Patientenrechte, für die es noch viel zu erkämpfen gibt.

Die Umsetzung von Antidiskriminierungsgesetzgebung ist in vielen Bereichen notwendig, z.B. dass jemand aufgrund psychischer Erkrankung nicht seine Arbeit verliert, dass Arbeitsplätze an mögliche psychische Behinderungen angepasst werden können, dass es keine versicherungsrechtlichen Benachteiligungen für Menschen mit psychischen Erkrankungen gibt und vieles mehr. Die Rechte von Patientinnen und Patienten können z.B. auch im Rahmen von Vorausverfügungen genutzt werden, indem Betroffene Einfluss auf die eigene Behandlung in psychiatrischen Krisen nehmen können.

Der für die klinische Tätigkeit wesentliche Kontext für Recovery ist die Stärkung einer recoveryorientierten Praxis. Die Betreuung von Menschen mit psychischen Erkrankungen sollte sich an den Bedürfnissen der betreuten Person orientieren und nicht an den Bedürfnissen der Institutionen. Grundlage der modernen psychiatrischen Versorgung ist ein personenzentrierter Ansatz, der sich flexibel und mobil am individuellen Unterstützungsbedarf und an den Bedürfnissen und Ressourcen der Person im eigenen Lebensfeld orientiert. Integrative Versorgungsmodelle sind so gedacht, dass man flexibel und ohne Hürden unterschiedliche Formen und Intensitäten von Betreuung in Anspruch nehmen kann, je nach momentanem Bedarf, der sich unter Umständen rasch ändern kann. Die Hilfsangebote müssen lebensfeldorientiert sein, das heißt dort angeboten werden, wo sich die Person aufhält. Die Betreuung sollte kontinuierlich von einem multiprofessionellen Team angeboten werden, das auch mobil ist, um die Hilfe dort anzubieten, wo die Probleme auftreten, also z.B. im Wohnbereich oder am Arbeitsplatz.

Die Behandlung muss integrativ sein, das heißt, es müssen sowohl medikamentöse als auch psychotherapeutische und soziotherapeutische Behandlungsstrategien zum Einsatz kommen. Es gibt immer wieder auch Patientinnen und Patienten, die zu einem bestimmten Zeitpunkt weder medikamentöse noch psychotherapeutische Interventionen annehmen können, aber sehr wohl bereit wären, Hilfen beim Wohnen, bei Finanzen, bei Freundschaften anzunehmen. Die Akzeptanz von Medikamenten oder einer bestimmten Diagnose sollte nicht die unbedingte Voraussetzung dafür sein, psychosoziale Unterstützung zu bekommen.

Gesundete Menschen berichten von der Wichtigkeit, im Rahmen

einer therapeutischen Beziehung einen beiderseitigen Entschluss zur Zusammenarbeit für Veränderung zu treffen. Es müssen gemeinsam Ziele gesetzt und der Entschluss gefasst werden, diese auch zu erreichen. Darüber hinaus berichten viele Genesene eindrucksvoll, wie sehr sie vom Peersupport, von der Selbsthilfe und Interessensvertretung der Betroffenen profitiert haben.

Recovery und evidenzbasierte Interventionen

Wir wissen, dass nur der kleinere Teil aller Patientinnen und Patienten mit schweren psychiatrischen Erkrankungen eine evidenzbasierte Behandlung erhalten, das bedeutet eine Behandlung, die dem vollen derzeitigen Wissensstand und Leitlinien entspricht. Es ist beispielsweise wissenschaftlich abgesichert, dass störungsspezifische Psychotherapieformen, die es mittlerweile für alle psychiatrischen Diagnosen gibt, sehr wirksam sind, aber sie werden zu selten angeboten. Gleiches gilt für spezielle Formen der Arbeitsrehabilitation und noch vieles andere mehr. Diese Mangelsituation ist natürlich eine Quelle der Frustration und ein Anlass, politisch dafür zu kämpfen, dass dieses Wissen auch praktisch umgesetzt wird.

Fred Frese (1940–2018) war ein prominenter Psychologe in den USA, der selbst an Schizophrenie erkrankt war. Gemeinsam mit seiner Forschergruppe (FRESE u. a. 2001) argumentiert er, dass diejenigen, die für die am schwersten behinderten Menschen eintreten – also z.B. deren Familien und die psychiatrischen Profis – aus Gründen des Konsumentenschutzes für evidenzbasierte Interventionen kämpfen, also für den Einsatz derjenigen Hilfen, für die es ausreichend wissenschaftliche Beweise gibt und deren erwünschte und unerwünschte Wirkungen objektiv an großen Gruppen von Patientinnen und Patienten getestet wurden. Das ist ein ganz wichtiges Anliegen und ein noch lange nicht gewonnener Kampf. Patientinnen und Patienten, die einen Gesundungsprozess durchlaufen haben, kämpfen für Recoveryorientierung, das heißt auch Subjektivität, Autonomie und Wahlfreiheit. Viele Menschen, die sich von psychischen Erkrankungen erholt haben, wissen, dass ihnen auch ganz individuelle, originelle Dinge geholfen haben, die überhaupt nicht wissenschaftlich untersucht wurden, die also nicht als evidenzbasiert im wissenschaftlichen Sinn bezeichnet werden. Der einzige Beweis für ihre Wirksamkeit ist, dass sie für die Recovery von einzelnen Personen eine zentrale Rolle gespielt haben. Wir Behandelnde sind manchmal geneigt, von solchen originellen Dingen abzuraten, weil es dazu keine wissenschaftlichen Daten über Wirksamkeit und mögliche unerwünschte Wirkungen gibt. Für die einzelne Person sind aber häufig gerade diese Hilfen subjektiv von großer Bedeutung.

Die Forschergruppe um Fred FRESE (2001) stellt daher klar, dass die meisten Patientinnen und Patienten beides brauchen: evidenzbasierte Interventionen und individuelle, unübliche, originelle Lösungen. Und fordert, dass daher gemeinsam gekämpft und an beidem geforscht werden muss.

Hoffnung – Macht – Sinn

Insgesamt wird deutlich, dass sich Überlegungen zum Recoverykonzept mit den Themen Hoffnung, Macht und Empowerment sowie Lebenssinn und -inhalt beschäftigen. Auf Deutsch kann man aus diesen drei wichtigen Themenkomplexen einen Satz bilden: »Hoffnung macht Sinn«, der gut zu dem Statement des Weltpsychiatrieverbands (LECIC-TOSEVSKI u. a. 2003) passt, der fordert, dass sich die traditionelle krankheitsorientierte Behandlung zu integrativen, multidimensionalen Konzepten auf der Basis einer positiven Haltung und einer Reduktion der vorherrschenden Skepsis gegenüber der Möglichkeit der Gesundung erweitern soll.

Prof. Dr. med. Michaela Amering *ist Oberärztin der Abteilung für Sozialpsychiatrie der Universitätsklinik für Psychiatrie und Psychotherapie an der Medizinischen Universität Wien. Sie ist Ehrenmitglied im Weltverband für Psychiatrie und in Leitungsgremien des Weltverbands für psychosoziale Rehabilitation sowie der Europäischen und Österreichischen Gesellschaft für Sozialpsychiatrie engagiert.*

Dieser Beitrag entstand auf der Jahrestagung (15.4.2005) des Österreichischen Angehörigenverbandes »Hilfe für psychisch Erkrankte« und erschien in leicht abgeänderter Form in dessen Zeitschrift »Kontakt«, Jahrgang 4, Heft 3.

Auf der Spur des Eigensinns – der eigene Sinn von Psychosen

Ein Gespräch zwischen Dorothea Buck und Thomas Bock

THOMAS BOCK *Unser Thema ist »Psychose und Eigensinn« und dabei geht es in unserem Gespräch vor allem auch um die Frage, ob Psychosen einen eigenen Sinn haben.*

DOROTHEA BUCK Also ich sehe die Psychose als Aufbruch des normalerweise Unbewussten, um eine vorausgegangene Lebenskrise zu lösen, die wir mit unseren bewussten Kräften nicht lösen konnten. Als mir das klar wurde, war das eine ganz wichtige Erkenntnis!

Wie ist das bei dir selbst – was würdest du aus heutiger Sicht sagen, was war der Sinn deiner Psychose?

Drei elementare Botschaften aus dem Unbewussten

Für meine Eltern war mein Wattgang 1936 (auf der Spur des Morgensterns; Buck 2014) total sinnlos, aber für mich war er sehr sinnvoll. Wir wohnten ja damals in Wangerooge, dort war mein Vater Pfarrer. Er sprach eigentlich immer mehr von Gott als dem »Vater voll heiliger erziehender Liebe« als von Jesus. Er verstand sein Pfarrersein auch als ganz praktische Hilfe in den Notzeiten der Inflation, als wir noch in Oldenburg wohnten, und später während und nach dem Krieg, als wir im Harz lebten.

Und dann kam dieser Kantor zu einer Singtagung nach Wangerooge. Der hatte eine ganz intensive Beziehung zu Jesus. Das hat mir den Boden unter den Füßen weggezogen. Denn Jesus hatte für mich bis dahin keine Rolle gespielt, weil ich den Eindruck hatte, dass Jesus seinem Vater nicht unbedingt in allem gleicht, ihm der Humor und die Fantasie seines Vaters fehlten. Als der Kantor nach vier Tagen wieder abgefahren war, hatte ich fünf Wochen lang vergeblich versucht, eine Beziehung zu Jesus zu finden. Das war mir nicht gelungen.

Dann hatte es mich frühmorgens am zweiten März 1936, als ich die große Wäsche vorbereitete, überfallen, dass ich »Braut Christi« sei, dass ein ungeheuerlicher Krieg kommen würde und dass ich einmal etwas zu sagen haben würde, dazu die Worte von selbst kommen würden. Ich hörte keine Stimme, es war eine Gewissheit, die mich überfiel.

Alles drei hat sich bewahrheitet.

Näher zu Jesus, mehr bei mir selbst

Braut Christi bin ich ja nun nicht gerade, das klingt ja jetzt ein bisschen übertrieben ... Es war aber ein solcher Überfall, das kannst du dir gar nicht vorstellen. Da kann man nicht glauben, dass es aus einem selbst kommt. Ich hatte das Gefühl, ich werde zu Boden gedrückt – so stark war das. Und dann war ich zu meinen Eltern gestürzt und hatte ihnen das erzählt. Und mein Vater zeigte mir in der Konkordanz, dass die »Braut Christi« ein Begriff für die »Gemeinschaft der Heiligen« sei; und junge Mädchen hätten noch nichts zu sagen. Und ein Krieg werde nicht kommen. Er hat dem allen widersprochen. Sie waren natürlich auch zutiefst beunruhigt, das kann sich jeder vorstellen. Aber für mich war ich nun »Braut Christi« – die ganzen krampfhaften Versuche, eine Beziehung zu Jesus zu finden, waren weg.

Lösung vom Vater

Könnte man sagen, dass die Psychose dich Jesus nähergebracht hat, oder umgekehrt Jesus dir?

Ja, das kann man sagen und insofern war das etwas Neues ... In der Kirchengeschichte glaubt man ja, man müsse Jesus nachfolgen. Mir wurde klar, ich brauche überhaupt nicht nachzufolgen, ich brauche nur ich selbst zu werden.

Du hast dich also im doppelten Sinn vom Vater, von deinem Vater, aber auch von der Übermacht des Gott-Vaters gelöst, indem du Jesus mit ins Spiel gebracht hast?!

Nicht von Gott. Eine Woche vor diesem Überfall erlebte ich zum ersten Mal den Aufbruch von inneren Impulsen. Ich beschloss damals: Mein Wille ist, nicht zu wollen, sondern mich führen zu lassen, von Gott führen zu lassen. Aber es war auch eine Befreiung vom Kantor. Durch sein mich überzeugendes Christsein schien mir etwas Entscheidendes zu fehlen. Darin fühlte ich mich von ihm abhängig. Ich musste selbst eine Beziehung zu Jesus gewinnen.

Bis heute ist mir unverständlich, wie man versuchen kann, etwas anderes zu sein, als man ist, also der Versuch, heilig zu werden und dann z.B. dieser Gehorsamspflicht in den Klöstern zu folgen. Eigentlich soll doch der Heilige Geist die treibende Kraft sein, eigentlich kann man doch nur dem folgen und nicht z.B. einer Klosterregel. Also mehr den inneren Impulsen zu folgen, war damals schon angelegt. Mir wurde klar, dass ich einfach nur ich selbst zu werden brauchte und diese ganzen krampfhaften Bemühungen im Grunde unnötig waren. Da war ich wie erlöst. Es hatte etwas Befreiendes – es reichte, ich selbst zu sein. Heute ist es modern, man selbst zu sein, aber damals war es gegen den Zeitgeist.

Meine erste Reaktion war, dass ich das Grammophon meiner ältesten Schwester und ihre Schlagerplatten holte und die dann bei weit geöffnetem Fenster abspielte. In einem Pfarrhaus waren Schlager damals verpönt. Und dann kam mein Vater erschrocken herauf: »Schlager aus einem Pfarrhaus!« – »Schlager dürfen ruhig sein«, versicherte ich ihm. Die Fenster musste ich schließen.

Das war mutig.

Es war einfach eine Befreiung. Wir sind in einem eher liberalen Elternhaus aufgewachsen; man kann überhaupt nicht sagen, dass wir irgendwie eingeschränkt gewesen wären; aber Schlager passten nicht, es gab schon Regeln und Grenzen ...

Ein intensives Erlebnis, ein Wunder und eine Neugeburt

Du hast gesagt, auch das Watt hatte eine Bedeutung – wofür stand das Watt?

Ja, in dieser Zeit, als mich das überfallen hatte, war ich am Meer entlanggegangen. Es war so ein richtig vernebelter Morgen. Über dem hellgrauen Wasser mit den weit hinausgreifenden Buhnen schwebte hinter Nebeln das unbestimmte Licht der Sonne – ein fast heiterer Anblick. Ich wollte nicht denselben Weg zurückgehen und stieg die Dünen hinauf, um am Watt zurückzulaufen. Wie eine stillstehende tote Macht lag unbeweglich das Watt im grauen Nebel, in seltsamem Gegensatz zum Meer unter dem schwebenden Licht der verhangenen Sonne. Mit jedem Schritt sackte ich in den feuchten Grasboden ein. Endlos zog sich der Weg am schnurgeraden Deich entlang.

Am nächsten Morgen hatte sich dieser Weg in Musik verwandelt. Es begann mit dem Nebelhorn. Geigenstimmen setzten ein mit dem Thema der hinter den Nebeln schwebenden Sonne. Die Buhnen klangen aus der Tiefe herauf, wie um das schwebende Licht zu halten. Dann der Aufstieg auf die Dünenkette und vor mir das Watt. Gerade dieser Höhepunkt der Musik: Links des Weges auf dem Dünenkamm das Licht über dem Meer und rechts das wie tot daliegende Watt begeisterten mich als Aufeinandertreffen von Licht und Dunkelheit. Doch gerade hier brach die Musik von einem Takt zum anderen ab. Nichts kam mehr. Mein späterer Gang ins Watt war für mich auch eine Korrektur dieses für mich zum Symbol gewordenen »Lebensweges«. Mit ihm begann das in Symbolen Denken und Handeln. Aber erst später wurde mir klar, dass der Abbruch der Musik an der spannendsten Stelle, über den ich verzweifelt war, wohl mit meiner geheimen Angst zu tun hatte, mein Lebensweg könnte ebenso wie mein Weg am schnurgeraden Deich des Wattes entlang in vorgeschriebenen Gewohnheiten ermüden ...

Und dann trieb es mich also ins Watt hinaus, und ich erlebte in der Nacht vorher in den Dünen den Aufgang des Morgensterns – das hatte ich so noch nie erlebt ... Es war ziemlich kalt, es war der neunte April, ein Gründonnerstag. Ein Gründonnerstag war vor neunzehn Jahren mein Geburtstag gewesen. Im Morgengrauen, als der Stern hoch am Himmel stand, zog ich mein Zeug aus und verscharrte es im Sand, auch meinen liebsten Pullover. Nur mit meinem neuen Wintermantel ging ich dann ins Watt, genau auf der Leuchtspur, die der Morgenstern ins feuchte Watt warf. Ich musste durch einen Priel schwimmen, der auch bei tiefster Ebbe nicht austrocknet. Als ich den Priel durchquert hatte, verblasste der Morgenstern. Nur der Mond stand noch neben ihm. Ich war an eine Stelle mit tiefem Schlick geraten, zog meinen Mantel aus und trat ihn unter mich. Da verblasste auch der Mond. Das ist wie eine Wiedergeburt, fand ich. Ich bat Jesus: »Hilf mir, ich frier so.« Dann drehte ich mich um, und plötzlich war der Priel weg! Ich kann es mir auch heute noch nicht erklären. Auch bei tiefster Ebbe trocknet der Priel nie aus ... Es war wie ein Wunder. Ich wäre auch zu erschöpft gewesen, noch einmal zu schwimmen. Nun konnte ich durch den Priel kriechen, richtete mich an einer Boje auf, guckte noch mal zurück, sah die Sonne aufgehen und ... dann verlor ich mein Bewusstsein. Ich bin dann von Arbeitern gefunden worden.

Ich habe jetzt verstanden, dass du bei diesem intensiven Erlebnis ganz ohne Angst bliebst und eher ein Gefühl von Geborgenheit und Aufgehobensein hattest. Und ich habe dich so verstanden, dass du einem inneren Impuls folgtest. Vorher war da zu Hause viel Ordnung, zwar auch viel Liebe, aber vor allem klare Regeln und klare Strukturen. Dieses Erlebnis hatte etwas Befreiendes: Du darfst du selbst sein. Du darfst deinen eigenen Weg gehen. Du hast sozusagen neben den Vater den Sohn gesetzt – an der Stelle möchte ich noch mal zurückkommen auf diese drei konkreten Botschaften der Psychose. Würdest du aus heutiger Sicht sagen: »Meine Psychose hat sich bewahrheitet«?

Symbol für eine einzuholende Entwicklung

Ich erklärte mir den Impuls auf dem Weg ins Watt als Symbol für eine vorweggenommene und einzuholende Entwicklung. Ich sagte mir: »Ich gehe jetzt auf der Spur des Morgensterns, der ganz am Ende der Bibel für Jesus steht.« Zugleich war der Weg die Fortsetzung der auf dem Höhepunkt abgebrochenen Musik; denn eigentlich verlief mein Weg ja am schnurgeraden Deich entlang. Ohne meine Psychose wäre er vielleicht auch so verlaufen. Genau erklärte ich mir den Weg ins Watt als »vorausgeworfenes Zeichen einer einzuholenden Entwicklung«. Das erinnere ich noch genau, denn eigentlich geht man ja nicht nur mit einem Wintermantel bekleidet ins Watt. Ich folgte diesem inneren Impuls.

Diese zentrale Botschaft, die inneren Impulsen zu achten, die für dich eng mit der Psychose verbunden ist und die du anderen zu vermitteln versuchst, war offenbar damals beim allerersten Mal schon angelegt! Aber dann hast du erst mal eine Menge Gegenwind gekriegt: Da war die Sorge der Eltern, dann wurde das als Krankheit definiert – war das nicht auch eine große Verunsicherung? Wie konntest du da als

Einzelne bestehen? Gab es eine Zeit, in der du selbst an dir gezweifelt hast?

Natürlich, vor allem nach der Zwangssterilisation, und auch dann sagte ich mir selbst: Die Tatsache, dass das Wasser weg gewesen war – ich konnte es mir einfach nicht anders erklären –, das ist eigentlich ein Wunder gewesen, dadurch ist bei mir immer ein Zweifel am Urteil der anderen geblieben.

Urvertrauen und Enttäuschung

Woher hast du die Kraft genommen, dann trotzdem dieser Botschaft treu zu bleiben? Ich habe ein Recht, mir selbst treu zu bleiben. Ich habe mein Recht, nicht nur die eingetretenen Pfade zu gehen. Da kam so viel Gegenwind – von der Psychiatrie, dann die Zwangssterilisation, alle diese Begriffe, die eigentlich in eine andere Richtung gehen – krank, minderwertig. Woher hast du diese unglaubliche Kraft genommen?

In unserem Elternhaus wurde Pastor Fritz von Bodelschwingh unglaublich verehrt. Wir kriegten als Kinder, wenn wir Schwarzbrot aßen – wir kriegten kein Taschengeld –, aber wenn wir Schwarzbrot aßen, kriegten wir einen halben Pfennig für eine Scheibe. Und dann kriegten wir Pfennige für alles Mögliche, z.B. wenn wir sonnabends die Wege harkten und wenn wir gute Noten hatten ... Und das alles hatten wir, meine kleine Schwester und ich, gespart und dem Pastor Fritz von Bodelschwingh geschickt. Und der hatte uns in einem reizenden Brief gedankt. Also, wir hatten so eine ganz innige Beziehung zu Bethel. Als Kinder lasen wir immer den »Boten von Bethel«. Mein Vater hatte ein Gartenhaus für uns gezimmert; und als es eingeweiht wurde, wollte ich den ganzen »Boten von Bethel« vorlesen ...

Es gab also ein Vertrauen, doch es wurde später enttäuscht?

Später erlebte ich, dass dort alles total anders war. Ich fand das unglaublich: Diese hellgrüne Wand in Bethel gegenüber meinem Bett mit dem Jesuswort: »Kommet her zu mir, alle, die ihr mühselig und beladen seid. Ich will euch erquicken.« Und womit wurden wir erquickt? Mit Kaltwasserkopfgüssen, mit Dauerbädern und mit diesen nassen Packungen! Und ich dachte, das ist ja zynisch ...

Das hast du damals schon gedacht oder erst später?

Nein, damals. Das konnte mich ja nun überhaupt nicht überzeugen ... Und dass auch nicht mit uns gesprochen wurde, das fand ich so unmöglich, damals schon!

Aber wenn ich mir ein Kind oder eine junge Frau von damals vorstelle, hätte die an der Behandlung nicht auch zerbrechen und verzweifeln können?

Vom Vater der Lüge und dem konkreten Erleben der »Schizophrenen«

Ich dachte, das ist wirklich der Vater der Lüge. Jesus bezeichnet den Teufel als Vater der Lüge. Im Grunde war ja vieles in Bethel verlogen, das war so stark, dass ich den Eindruck hatte, ich bin hier in der Hölle. Das erklärt auch die einzige Halluzination, die ich erlebte. Wir lagen ja untätig nur in den Betten, mussten aber trotzdem nach Tisch ruhen. Aus einem Impuls heraus hatte ich die Bettdecke über mich gezogen. Die Stationsschwester kam an mein Bett und tippte auf die Decke. Unter ihrer Berührung entstand ein kleiner glühend roter Fleck, der sich dann ausbreitete, so dass die ganze Bettdecke glühend rot war. Mir war heiß, ich schwitzte unter der Decke, durfte sie aber nicht zurückwerfen – das war wieder so ein Impuls. Doch dann war mir klar, wenn ich sie zurückwerfe, ist da gar nichts. Und so kam ich unter der Decke hervor und war krebsrot mit Pickeln übersäht. So was kann man sich nicht einbilden. Das ist so eine Halluzination, die man wirklich erlebt. Dann wischte ich mich mit Spucke ab, setzte mich in die Sonne, die auf mein Bett schien; und dann bildeten sich diese Pickel und die Röte zurück. Nur unter den Achselhöhlen blieben sie und entwickelten sich zu dicken Geschwüren, und mein Haar ging zur Hälfte aus.

Später habe ich dann bei Kretschmer gefunden: »Der Schizophrene sieht wirklich Feuer und wird leibhaftig gebrannt, wo andere sagen würden, ich habe Liebesgedanken und Liebesgefühle oder ich hatte das Gefühl des höllischen Feuers, also des Fegefeuers.«

Du hattest eigentlich als Kind ein positives Bild von dieser Einrichtung in Bethel, und dann kommst du dahin, erlebst diese schreckli-

chen Dinge, diese Erschütterung aller Werte. Dann trotzdem dir treu zu bleiben, trotzdem diesen Impulsen zu folgen, das ist schon sehr bemerkenswert. Auch das »Fegefeuer« hat dich nicht verzweifeln lassen, sondern deine Widerstandskraft gemehrt. Das ist ja nichts Selbstverständliches. Jemand anders hätte verzweifeln können. Du hast daraus die Kraft gezogen, dass dein Weg der richtige ist …

Das ging auch, weil ich fest an meine Wiedergeburt im Watt glaubte. Das Verschwinden des Prielwassers brachte ich in Verbindung mit dem Verschwinden des Fruchtwassers bei der Geburt. Dieses abgegangene Prielwasser war für mich wie das abgegangene Fruchtwasser: Ich sah es also wirklich als Wiedergeburt, als eine ganz konkrete Geburt, und das gab mir eigentlich die Kraft, alle Zweifel zu überstehen.

Die Heiligkeit dieses Erlebens und die Bedeutung dieser Rettung hast du dir nicht nehmen lassen.

Das habe ich mir nicht nehmen lassen – auch in der tiefsten Krise nicht. Aber dazu gehört auch ein Stück Eigensinn. Man muss auch Widerstand leisten. Ich finde, sowohl die Theologie als auch die Psychiatrie haben bisher ihre Aufgabe total verfehlt, dass sich der Patient auch, ich sage mal, in seiner Ausgeflipptheit aufgenommen fühlen kann. Das ist ja eigentlich die natürliche Grundlage der Therapie.

Kurze Fragen, kurze Antwort

Sind psychotische Menschen eigensinniger oder eigenwilliger als andere?

Das weiß ich nicht. Aber es ist ja schon mal so, dass sie ihren eigenen Weg gehen, und da sollte man sie unterstützen.

Hat Psychose immer etwas mit eigenen Grenzen zu tun, dass man eigene Grenzen verliert, sprengt?

Verlieren ja eher nicht. Ich habe sie eigentlich deshalb nicht verloren, weil mir das vorher auch schon klar war, dass ich weiter dem inneren Impuls folgen muss, und das tue ich bis in den Alltag hinein: Abwaschen, Wäsche machen – alles mache ich aus diesen inneren Impulsen heraus. Das ist nicht nur etwas Geistiges, es ist auch etwas Praktisches.

Haben Psychosen immer etwas mit Sinn zu tun?

Ja, das würde ich denken, unbedingt. Aber das musst du erst mal selbst erkennen, das müssen vor allem die Psychiatrie und die Psychologie erkennen. Du würdest ja gar keine Psychose kriegen, wenn du nicht irgendeinen Stillstand hast. Oder wie es bei mir war: Ich hatte mich so bemüht, war in diese krampfhaften Versuche geraten. Das war ja gewissermaßen auch – Stillstand will ich das nicht nennen, aber – ein verkehrter Weg; der richtige Weg scheint mir immer der impulsive, der spontane zu sein.

Was verbindest du mit dem Wort Krankheitseinsicht?

Ich bin krankheitsuneinsichtig – aus Überzeugung. Krankheitseinsicht sollte man gar nicht verlangen!

Was verbindest du mit dem Wort Compliance?

Möchte ich auch nicht haben. Ich finde es unheimlich wichtig, dass der Psychiater bzw. die Helfenden gemeinsam mit den Patientinnen und Patienten sehen, was hat diese Psychose für sie zu bedeuten, welchen Sinn hat sie, und was können wir daraus machen? Und daraus kann dann Kooperation erwachsen und Vertrauen ...

Dorothea Buck, *geboren 1917, war eine deutsche Autorin und Bildhauerin. Als Zwangssterilisierte war sie Opfer der NS-Diktatur, sie wurde eine bedeutende Persönlichkeit der Bewegung Psychiatrie-Erfahrener. Sie war Initiatorin des Trialogs – beginnend mit dem Hamburger Psychoseseminar –, war Ehrenvorsitzende des Bundesverbands Psychiatrie-Erfahrener und erhielt mehrere hohe gesellschaftliche Auszeichnungen. Sie starb 2019 in Hamburg.*

Der eigene Sinn in der Forschung – das Hamburger SuSi-Projekt

Verschiedene Zeitebenen

Überraschende Ergebnisse

Auftrag zur Aneignung

Bereicherung für Forschung und Praxis

Gibt es einen subjektiven Sinn bei Psychosen? Ist die Erfahrung aus den Psychoseseminaren, in denen das Nachdenken über subjektive Bedeutungen und das Berichten von diesen konstruktiv wird, auch auf andere Psychoseerfahrene übertragbar, die nicht dort erscheinen? Das herauszufinden war Ziel eines trialogischen Forschungsprojektes, eines der ersten dieser Art im deutschsprachigen Raum.

Verschiedene Zeitebenen

Wir wollten einen Fragebogen erstellen, der für große Studien geeignet und anregend für die therapeutische Praxis sein sollte. Ich war skeptisch, doch es ist gelungen. Nach allen Regeln der Kunst (trialogische Fokusgruppen, Probeitems, Experteninterviews, Delphi-Verfahren) ist ein Fragebogen entstanden, der erstaunlich komplex und konsistent zugleich ist – mit drei Zeitebenen:

Rekonstruktion der »Gewordenheit«, Blick in die Vergangenheit Meine Lebenserfahrungen spielen eine Rolle bei der Entstehung und der Ausprägung meiner Psychose. Dass ich psychotisch wurde, hat mit meiner Person und mit meinen Lebenserfahrungen zu tun. – *Gegenposition oder Nullhypothese:* Meine Psychose entstand zufällig.

Blick auf die Inhalte und konkreten Symptome der Psychose, Gegenwart Mein Erleben ist nicht nur negativ, sondern manchmal auch positiv und anregend. Meine Symptome haben (nicht nur eine Geschichte, sondern auch) eine Botschaft. Es lohnt sich, meine Erfahrungen näher zu betrachten. – *Gegenposition oder Nullhypothese:* Die Psychose ist sinnlos und ohne Bedeutung.

Mögliche Konsequenzen, Blick in die Zukunft Meine Erfahrungen haben eine Botschaft, haben auch sinnvolle Konsequenzen. Ich konnte und musste etwas lernen. – *Gegenposition oder Nullhypothese:* Meine Psychose war zerstörerisch, hatte keine konstruktiven Konsequenzen.

Überraschende Ergebnisse

In mehreren Studien (Bock u.a. 2014) zeigte sich, dass der Fragebogen nutzerfreundlich und für viele sehr anregend ist und spannende Diskurse anstößt. Die inhaltlichen Ergebnisse lassen sich wie folgt zusammenfassen:

- Knapp 80 Prozent der Psychoseerfahrenen im ambulanten und (teil-)stationären Kontext bringen Psychose- und Lebenserfahrung in Verbindung, haben ein Sinnbedürfnis in dem Sinne, dass sie ihre Erfahrung unterscheiden wollen: Wir haben nicht alle ICD-10, sondern wir sind auf verschiedenen individuellen Wegen psychotisch geworden.
- Etwa die Hälfte alle Befragten erleben auch positive Aspekte der Psychose – hinsichtlich Wahrnehmung, Denken oder Stimmung.
- Über die Hälfte schreibt der Psychose auch eine konstruktive Wirkung zu, in dem Sinne, dass neue Entscheidungen, Erkenntnisse oder Prioritäten nötig und möglich wurden.

Auftrag zur Aneignung

Am spannendsten aber war der Zusammenhang zwischen den Faktoren: Je mehr der Zusammenhang zwischen Psychose- und Lebenserfahrung hergestellt wurde oder werden wollte, desto eher wandelte sich der Blick auf das Erleben und in die Zukunft in Richtung Zuversicht und Hoffnung. Daraus ergibt sich ein Auftrag an Psychiatrie, Psychotherapie und vielleicht insbesondere Genesungsbegleitung: Wir können und müssen dabei helfen, sich die Erfahrung der Psychose wieder anzueignen, sie nicht zu externalisieren, zu verfremden und einer abstrakten Erkrankung zuzuschreiben, sondern sie wieder mit sich als handelnde Person in Verbindung zu bringen. Das muss und soll den Aspekt der Erkrankung nicht ausschließen, reicht aber darüber hinaus. Zumindest kann und soll der Verfremdung durch die Diagnose etwas entgegengesetzt werden. Diese Aneignung ist nicht einfach, vermutlich nicht schmerzlos und in der Regel auch nie endgültig. Es geht hier auch nicht um eine perfekte und vollständige »Analyse«, vielleicht eher um die Ahnung einer eigenen persönlichen Betroffenheit im engeren Sinne, einer anteiligen Selbstverantwortung und Selbstwirksamkeit. Der Grundgedanke der Peerbegleitung »Es gibt Gründe, dass Sie sind, wie Sie sind« wird hier mit einer konstruktiven Suchhaltung verbunden.

Bereicherung für Forschung und Praxis

Es gibt Ansätze, den Fragebogen auch auf andere Themen und Erfahrungen zu übertragen, so sind die Ergebnisse bei Menschen mit besonderer Spannweite hinsichtlich Stimmung und Antrieb (Bipolarität) vergleichbar den eben geschilderten.

Die Positionen von Erfahrenen, Angehörigen und Fachkräften wurden verglichen – mit dem groben Ergebnis, dass hinsichtlich der Annahme von Sinn und Bedeutung Angehörige meist zwischen Betroffenen und Fachleuten lagen. Vor allem aber kam die häufige Rückmeldung, dass dieser Fragebogen sich nicht nur für Forschung, sondern auch für die therapeutische Praxis, das heißt vor allem für anregende Gespräche eignet. Offensichtlich haben einige Items eine erfrischende provozierende oder auch paradoxe Wirkung, anders oder neu über sich nachzudenken.

Plädoyer für mehr Eigensinn – der Profis

Von Gwen Schulz

Ihr lernt in der Ausbildung,
dass ihr nichts von euch erzählen sollt.
Ihr denkt, dass das für das Gegenüber nicht gut ist.

Dabei interessiert ihr euch für das Menschsein,
auch für euer eigenes Menschsein.
Es gibt gute Gründe dafür, dieses Studium zu wählen.
In dieser Zeit erkennt ihr noch, dass manches
an Verstörung,

an Irritation,
an Verlorenheit in dieser Welt
(was ihr später Krankheit nennen werdet)
euch in Ansätzen nicht fremd ist,
dass es dazugehört
zum Lebendig-Sein,
dass es kein Entweder-Oder gibt.
Wenn ihr dann im Beruf steht,
wenn ihr Arzt, Psychologe, Therapeut seid,
wenn ihr Macht bekommt
und andere behandelt,
dann distanziert ihr euch,
dann vergesst ihr eure eigene Verletzbarkeit.
Dann findet ihr Psychiatrie zwar ein faszinierendes Fach;
aber ihr tut so,
als hätte es nichts mehr mit euch selbst zu tun.

Ihr haltet Vorträge, in denen ihr als Personen nicht vorkommt
und eure subjektive Seite ganz allgemein verschweigt
– vielleicht auch nicht wahrnehmt –,
in jedem Fall nicht zur Verfügung stellt.
Ihr haltet euch raus

mit euren Gefühlen,
euren Geschichten,
eurem Menschsein,
eurem So-geworden-Sein.

Ihr seid kein gleichwertiges Gegenüber.
Ihr seid nicht erreichbar.
Ihr seid nicht spürbar.
Ihr seid kein Beispiel.
Das macht keine Hoffnung,
das lässt allein.
Das macht die Schwäche des anderen noch deutlicher.
Es demütigt,
es hält auch klein,
es beschämt.

Manchmal sammelt ihr Vertrauen,
weil ihr vertrauenswürdige Menschen sein wollt.
Wir sollen Erfolg versprechen –
euren Erfolg.

Vielleicht ist es so,
als würden wir etwas ausleben,
was genau diesen Teil in euch heilt,
weil ihr euch so doch damit beschäftigen könnt –
aber auf der anderen Seite.

Dabei kennt ihr Krisen,
kennt ihr Verzweiflung,
kennt ihr Ringen um sich selbst in dieser Welt,
kennt Suchen nach Sinn,
nach Zugehörigkeit –
von euch selbst, von Freunden, aus der Familie.

Ihr müsst nicht von euren Brüchen sprechen.
Ihr müsst nicht über Krisen reden.
Aber seid spürbar
als Menschen

ohne Perfektion.
Werdet Ansprechpartner
ohne kränkendes Machtverhältnis,
seid befragbar.

Vermittelt Hoffnung nicht aus Prinzip,
sondern weil ihr anerkennt,
dass es Arbeit bedeutet, seinen Platz zu finden.
Und weil ihr und wir wissen, dass die Welt nicht gut ist,
ohne dass jeder etwas dafür tut.
Mutet uns zu,
dass ihr keine Lösung habt
ohne uns.

Übernehmt nicht unsere Verantwortung,
sondern nehmt Anteil.
Hört zu,
fragt,
interessiert euch,
macht Mut,
die Regie selbst in unserem Leben zu übernehmen.
Ermuntert zum
Eigen-Sein,
zur Selbsthilfe.
Verhindert auf solidarische Weise
das Aufgeben von Autonomie,
wo die Psychiatrie ein Zuhause werden kann.
Ermutigt zum
Selbergehen,
begleitet nach draußen
in die Welt.

Gwen Schulz *ist Tischlerin, Erzieherin und Genesungsbegleiterin, seit 2011 am Universitätsklinikum Hamburg-Eppendorf (UKE), psychoseerfahren.*

Äußere Bedrohung und innere Verarbeitung – gesellschaftlicher Eigensinn

Von Thomas Bock und Gwen Schulz

Kann man über psychische Verstörungen überhaupt noch schreiben, ohne den Zustand der Welt mit einzubeziehen? Wir erleben seit Jahren, wie sie immer mehr aus den Fugen gerät. Wir wissen, wie viele Menschen ihre Heimat verlassen müssen, weil ihr Leben bedroht ist – sei es durch Krieg und Verfolgung oder auch durch klimatische Veränderungen, die sich auf die Natur und damit unsere Lebensgrundlage im weitesten Sinne katastrophal auswirken. Wir wissen von den nicht erträglichen Ungerechtigkeiten zwischen arm und reich. Wir benutzen digitale Medien, von denen wir wissen, dass sie uns als Menschen durchsichtig machen. Ist es eine individuelle Schwäche, auf dieses Wissen mit Verunsicherung, Verzweiflung, Verstörung zu reagieren? Was für eine »Stärke« braucht es inzwischen, sich davon nicht beeinflussen zu lassen, darauf mit Verdrängung und Abwehr zu reagieren? Und wäre es nicht not-wendig – im Wortsinn –, dass wir als Menschheit insgesamt beunruhigter sind, um gemeinsam eine Entwicklung aufzuhalten, die unseren Planeten irgendwann unbewohnbar macht. Wie nah und persönlich muss uns die allgemeine Bedrohung treffen, damit wir aufwachen? War die Coronakrise ein Anfang, gefolgt von der verheerenden Flutkatastrophe mitten in Deutschland? Wird das zu mehr Solidarität führen?

Wir haben als Genesungsbegleiterin und Psychologe unterschiedliche Erfahrungen mit Psychosen, reagierten auf Katastrophennachrichten schon vor der Coronakrise sehr verschieden und diskutieren seit Jahren über Fragen im Zusammenhang mit entsprechenden Nachrichten. Die folgenden Ausführungen entstanden in einem Dialog, der auch den Versuch einer Bewältigung eigener Angst darstellte. Die Absicht dahinter: für die Zukunft nötige Diskussionen und Diskurse anzustoßen bzw. zu bestärken.

Aus der aktuellen Situation heraus ergeben sich wichtige inhaltliche Fragen, wie z.B.: Wie reagieren Menschen mit der Erfahrung häufiger psychischer Krisen, insbesondere von Psychose, auf eine so große, umfassende und mehr oder weniger alle Menschen betreffende Gefahr wie aktuell in der Coronakrise? Nimmt die eigene Krise nun erst recht apokalyptische Ausmaße an oder gibt es auch Gegenkräfte? Ist die Angst, die in der Psychose einsam und für andere unverständlich und unbegründet erlebt wird, eher auszuhalten, wenn sie wie jetzt aktuell von vielen Menschen geteilt wird?

Wechselwirkung von innerem und äußerem Bedrohungserleben

»Mein Handy wird geortet. Jeder weiß, wo ich bin.« In Südkorea wurde das Realität, um Corona einzudämmen. Vielleicht wird es auch zu uns übertragen und alle betreffen. Da stellt sich die Frage: Darf ich als Freundin, Familienmitglied, Peerbegleiter, Therapeutin solche Wahrnehmungen bedenkenlos Psychosen zuschreiben, als hätte ich nichts damit zu tun? Oder sollte ich einen Teil der Realität bestätigen? Muss ich das inzwischen vielleicht sogar?

In Psychosen mischen sich innere und äußere Wahrnehmungen, eigene und fremde Ängste oder Wünsche. Die gewohnte, beruhigende und sortierende Trennung der inneren und der äußeren Welt gelingt vorübergehend nicht mehr zuverlässig. Das geschieht nicht ohne Grund und gilt in beide Richtungen. Bei jedem Menschen beeinflusst das innere

Erleben die Wahrnehmung äußerer Umstände, so wie umgekehrt äußere Ereignisse uns innerlich berühren können. In Psychosen wird dieser Austausch existenziell, treten innere Konflikte oft symbolhaft nach außen; doch vor allem sind wir dann äußeren Ereignissen schutzlos ausgeliefert, weil die gewohnten Wahrnehmungsfilter nicht mehr funktionieren.

Psychoseerfahrene als Seismografen

Wenn reale Gefahren und Risiken ungeschützt und ungefiltert ins Innere dringen, kann das die Selbstwahrnehmung prägen, Konflikte verstärken und eine unmittelbare Bedrohung bewirken. Das geschieht auch und vielleicht gerade dann verstärkt, wenn die wahrgenommenen Risiken von anderen nicht genauso erlebt, eingeschätzt oder sogar geleugnet werden. Beispiele dafür sind die Themen Kriegsgefahr, Umweltzerstörung, Datenschutz: Psychoseerfahrene Menschen spüren hier mehr als zuträglich. Das nur der Erkrankung zuzuordnen, lässt den Menschen mit Psychose sehr allein, steigert seine Angst und das Gefühl, ausgeliefert zu sein. Andere Menschen haben mehr Fähigkeiten, auszublenden, sich für unverletzbar zu halten oder sich gemeinschaftlich politisch zu artikulieren und auf diese oder andere Weise dem Bedrohungskreislauf zu entgehen. Ich, Thomas Bock, fühle mich als Therapeut ohne Psychoseerfahrung manchmal auch beschämt mit meiner vermeintlichen Gelassenheit, die auch bequem und dickfellig ist. Im Umkehrschluss bedeutet das nicht, dass wir alle Ängste teilen sollten. Doch aus der Perspektive der Erfahrenen kann das Bemühen um eine gemeinsame Grundlage der verschieden erlebten Angst weit mehr beruhigen als die völlige Abgrenzung. Diese anthropologische, soziale und zugleich kulturelle gesellschaftliche Bedeutung von Psychosen ist inzwischen zwar nicht Mainstream, aber diskursfähig. Sie trägt auch zur Reduktion von Stigmatisierung bei: Psychoseerfahrene Menschen werden so sichtbar in ihrer Rolle als Seismografen für gesellschaftliche Entwicklungen. Und es ist nicht mehr völlig absurd, zu denken, dass sie in dieser nicht bewusst gewollten und gewählten Funktion entlastet wären, wenn die Risikoeinschätzung insgesamt realitätsnäher und gesellschaftlich besser verteilt wäre. Im Gegenteil: Die Leugnung der realen Gefahr ist verantwortungslos, nicht ihre Wahrnehmung.

Greta Thunberg: Kraft nicht trotz, sondern wegen Autismuserfahrung

Vielleicht hat die faszinierende Ausstrahlung und enorme Wirkung von Greta Thunberg hier eine sensibilisierende Bedeutung. Ihre Ausdauer, Überzeugungskraft und vor allem ihre unbestechliche Integrität konnten ja nicht trotz, sondern gerade wegen ihrer Autismuserfahrung so viel Kraft entfalten. Sie sagt selbst sinngemäß: »Gerade, weil ich so wahrnehme, kann ich die Gefahr schonungslos sehen; gerade, weil ich so fühle, bin ich nicht davon abhängig, anderen zu gefallen.« Und sie hat vor Kurzem in einem ihrer seltenen Interviews geäußert, dass es ihr auch persönlich besser gehe, seit ihre Sorge um die Umwelt von so vielen Menschen geteilt wird und so viele mit ihr auf die Straße gehen.

Die Psychose zu Zeiten der Weltkrise

Was bedeuten diese Zusammenhänge für das Erleben oder auch Miterleben einer Psychose in Zeiten der Weltkrise? Was bedeutet es, die uns Menschen eigene Brüchigkeit weit mehr zu spüren und existenzieller zu erleben, vielleicht auch mehr erschüttert zu sein – in einer Zeit, in der die Bedrohung und die Veränderungen des sozialen Lebens ebenfalls ein bisher unvorstellbares Ausmaß einnehmen? Wir sehen verschiedene Möglichkeiten und möchten nach weiteren fragen:

Ausstieg aus der Realität als Schutz?

Die Schutzfunktion von Psychosen kann es nahelegen, die Realitätsflucht zu verstärken, aus der Wirklichkeit auszusteigen und eine innere Welt zu beleben, die abgeschottet ist, zugleich aber die äußere wie die innere Gefahr symbolhaft artikuliert. Wir alle haben diese Möglichkeit, auszusteigen, und nutzen sie je nach Resilienz, Persönlichkeit und erlebter Bedrohung unterschiedlich, etwa bei Reizüberflutung und emotionaler Überforderung. Die Frage ist nur, ab wann wir das tun (müssen): Braucht es eine Katastrophe des aktuellen Ausmaßes oder eine individuelle Tragödie oder reicht manchmal auch der berühmte kleine Tropfen, der das Fass zum Überlaufen bringt?

Geteilte Wirklichkeit?

Die allgemein akzeptierte und unleugbare Bedrohung kann aber auch dazu beitragen, die eigene Verletzlichkeit »aufzuheben« – nicht im Sinne einer Leugnung, sondern einer Integration im Großen mit anderen besser teilbaren Gefühlen. Das bisher eher einsam erlebte Bedrohungsgefühl wird jetzt von vielen geteilt. Die Folge: Es ist nicht mehr so leicht stigmatisierbar. Es wird darüber gesprochen und über notwendige Konsequenzen halbwegs transparent informiert oder auch gestritten.

Bedrohliche Einsamkeit?

Isolation kann Psychosen auslösen, Stimmenhören kann Einsamkeit kompensieren. Rückzug kann vor Reizüberflutung schützen. Zugleich kann die ausbleibende soziale Resonanz das psychotische Erleben verstärken. Das kann auch jetzt zu Zeiten von Corona durch die verordnete soziale Distanz geschehen. Das vielfach verordnete Aussetzen von sozialen und therapeutischen Gruppen kann belastend sein. Entscheidend ist: Die Schutzmaßnahmen betreffen alle. Von der Möglichkeit, sich wechselseitig zu helfen oder gegenseitig anzustecken, ist zunächst – aktiv wie passiv – niemand ausgenommen. Die geteilte Realität kann handlungsfähig machen. Die Bedrohung erfordert Handeln von allen Menschen und kann neue Gemeinsamkeiten schaffen, wodurch sich soziale Rollen bzw. Selbstdefinitionen verändern und tiefe Ambivalenzen überlagern können. Wie nachhaltig das geschieht, ist eine offene Frage.

Trauen wir uns, gemeinsam in den Abgrund zu sehen?

Wir sind gewohnt, zu hoffen. In Ausnahmesituationen wird das schwer, in Psychosen vielleicht vorübergehend unmöglich. Das Grauen kann unermesslich sein, in Kombination mit einer neuen, schwer einzuschätzenden Gefahr erst recht. Entscheidend ist, wie unsere Umgebung reagiert: Wird mein Grauen ausschließlich der Psychose zugeordnet und als »komplizierender Faktor« medizinisch sterilisiert? Oder wird meine Angst ernst genommen, geteilt, vielleicht sogar als Spiegel der Gefahr wertgeschätzt? Findet jemand aus meinem Umfeld Worte, die mich noch erreichen? Die eine gemeinsame Wirklichkeit herstellen und mich dennoch beruhigen? Sind wir gemeinsam besorgt, helfen wir uns gegenseitig? Darf z.B. auch ein Patient seine Therapeutin fragen, wie es ihr geht, wie sie mit der Situation zurechtkommt? Darf er aus der Rolle des »Bedürftigen« aufstehen und dadurch nach innen und außen wachsen?

»So oder so: Wir kommen nicht umhin, die gesellschaftliche Dimension psychischer Verstörungen ernster zu nehmen.«

Und zwar in alle Richtungen: Psychische Störungen, insbesondere Psychosen, können durch reale Gefahren verstärkt und relativiert werden. Das Ausmaß der Gefahr kann sich in psychischen Störungen konzentriert und wahrhaftig, sozusagen bis zur Kenntlichkeit spiegeln. Diese Bedeutungen als Seismografen könnte und sollte die Fremd- und Selbststigmatisierung von Menschen mit Psychoseerfahrung konkret mindern, indem sie dabei sein dürfen, gefragt sind.

Strukturelle und inhaltliche Fragen und Überlegungen

Corona und die damit verbundenen Einschränkungen werden uns weiter begleiten. In Krisen offenbaren sich die Stärken und Schwächen unseres Gesundheitssystems: Die Intensivmedizin konzentriert sich auf die aktuelle Notlage. In der übrigen Medizin gelten Kontaktbeschränkungen für Patientinnen und Patienten, Angehörige und Mitarbeitende, die dem Schutz dienen, aber auch mehrfache Nebenwirkungen haben: Ambulante Behandlung wird hochschwelliger oder aufs Internet verlegt, stationäre Behandlung wird riskanter – auch wegen des Ansteckungsrisikos. Therapeutische Gruppen werden abgesagt, Besuche eingeschränkt.

Das alles bildet eine große Herausforderung, kreative Lösungen zu schaffen. Wie gelingt es uns, das notwendige Minimum an sozialen Angeboten aufrechtzuerhalten? Wie erleichtern und unterstützen wir freundschaftliche und familiäre Kontakte auch über die sozialen Medien? Wo und wie profitieren Menschen mit Krisenerfahrung von den jetzt besonders wichtigen Modellen der Nachbarschaftshilfe – und zwar im doppelten Sinne als Nutznießer, aber auch als Akteure? Gelingt es endlich, aufsuchende Hilfen weiterzuentwickeln und die privaten Netzwerke zu fördern?

Die umfassende Krise wirft aber auch inhaltliche Fragen auf: Müssen wir unser Verständnis psychischer und insbesondere psychotischer Störungen erweitern? Gelingt es uns, deren individuelle, soziale und gesellschaftliche Bedeutung in ihrer Wechselwirkung zu sehen? Verstärkt die reale Bedrohung unsere Bereitschaft, sie nicht nur pathologisch, sondern auch konstruktiv und zumindest anteilig uns alle betreffend wahrzunehmen?

Aus unserer Sicht ist jetzt wichtig,

- deutlich zu machen, dass es sich um eine gemeinsame Bedrohung handelt, und die Reaktion darauf nicht zu pathologisieren.
- die eigenen Sorgen und Befürchtungen nicht zu verbergen, sondern zu benennen.
- Vorsichtsmaßnahmen (»Ich gebe Ihnen heute nicht die Hand«) nicht nur allgemein, sondern auch persönlich zu begründen und klar als vorübergehend zu kennzeichnen.
- fachliche und politische Diskurse nicht nur zuzulassen, sondern zu fördern.
- die sozialen Fähigkeiten des anderen wahrzunehmen und zu fördern.
- soziale Orte zu erhalten, auch wenn sie ausgesetzt werden müssen. An sie erinnern, neue Einladungen versprechen.
- psychotische Wahrnehmungen, die sich durch die Bedrohung bzw. den sozialen Rückzug verstärken können, aktiv anzusprechen, ihre Bedeutung gemeinsam zu klären, um Angst zu reduzieren und eine menschliche Verbindung zu schaffen.
- eigene Beunruhigung zum Thema zu machen, eigene Ängste und den Umgang damit nicht auszusparen.
- Hilfen in Zukunft niedrigschwelliger, mobiler und flexibler zu gestalten – inklusive Hometreatment.
- verstärkt Genesungsbegleitung oder Peerberatung zu integrieren – auch als Brücke bei der Verbindung zwischen innerer und äußerer Welt, der Reflexion subjektiver und objektiver Bedrohung sowie bei der Balance zwischen Selbst- und Fremdhilfe.

Sorge und Hoffnung

Dieser Text ist in einer Zeit geschrieben, in der – ausgelöst durch Corona – die Bedrohungen in dieser Welt immer deutlicher zum Thema gemacht werden. Es besteht eine Mischung aus Schrecken und Sorge und der lebensnotwendigen Hoffnung, dass wir dieser umfassenden Krise solidarisch entgegentreten. Es ist ein Versuch, nach möglichen konstruktiven Aspekten zu suchen. Das gilt natürlich nicht nur für die Psychiatrie, sondern auch für den Umgang mit der Natur und mit unseren Ressourcen – in dem Sinne, dass es für Verzicht und Besinnung viele gute Gründe gibt. Unser Text entsteht aus dem Wunsch heraus, dass es doch noch nicht viertel nach zwölf ist, sondern zwei Minuten vor zwölf.

Gwen Schulz *ist Tischlerin, Erzieherin und Genesungsbegleiterin, seit 2011 am Universitätsklinikum Hamburg-Eppendorf (UKE), psychoseerfahren.*

In einer Vorform veröffentlicht im Eppendorfer 2020, Heft 3.

Eigensinnige Menschen mit Psychoseerfahrung

(A) Schmerz weggemauert? Die symbolische Bedeutung der Psychose

Herr Paulsen

Herr Paulsen ist ein unleidlicher Mensch. Ein gebeugter, unpässlicher, vergrämter Mensch. Er hat schon mehrere Einrichtungen der ambulanten Sozialpsychiatrie an ihre Grenzen gebracht. In der Akte ist die Rede von einem »therapieresistenten, lange anhaltenden Wahn«. Medikation lehnt er entschieden ab. Zuletzt wurde auch keine mehr angeboten; die Resignation scheint sich übertragen zu haben: Welche Medikation sollte einen jahrzehntelang ausgefeilten, im Leben verankerten, ins Hirn eingegrabenen Wahn denn noch verändern?

Auch in unserer therapeutischen Beziehung spielt sich Ähnliches ab: Wutausbrüche, Beschimpfungen, Türeschlagen – Patientinnen und Patienten in Gruppen distanzieren sich: »Der erzählt doch immer nur das Gleiche!« Gemeinschaftliches Essen ist am Anfang unmöglich; Herr Paulsen schafft es nicht, in Gemeinschaft zu essen, obwohl er es sich eigentlich wünscht. Eine Kollegin schmeißt das Handtuch: Immer wieder wird sie in den Wahn eingebaut und fühlt sich dann handlungsunfähig. Eine Zeit lang sprechen wir zu dritt, um durch die Triangulierung Nähe und Distanz wieder flexibler gestalten zu können. Doch das wird bald zu aufwendig. Vielleicht ist der männliche Part leichter zu ertragen, über Jahre bleiben wir beide übrig, wobei die Gespräche für ihn oft nur in großen Abständen oder aus bestimmten Anlässen erträglich sind.

Die symbolische Macht der Freimaurer

Worum geht es im Wahn? Herr Paulsen wird von den Freimaurern verfolgt – mit sehr langem Atem. Sie stellen ihm nach, bauen Fallen, verunglimpfen ihn, schaden ihm, wo sie nur können. Seine frühere Berufstätigkeit als Steinmetz, eine spätere Umschulung – immer wieder. Er hatte keine Chance: Freundschaften zerbrechen so. Beziehungen zu Frauen kommen gar nicht erst zustande. Auch im offenen Treff, einem eher unverbindlichen sozialen Raum in der Ambulanz, den Herr Paulsen gerne nutzt, reguliert er auf diese Weise seine Kontakte. Im unverbindlichen Raum kann er charmant sein. Wenn dann jemand zu viel Interesse zeigt, wird er zum verlängerten Arm der Bösewichte, dann gilt es, sich zu wehren und zu behaupten. Auf der Beziehungsebene ist diese Vermeidung von Nähe nachvollziehbar, ist die Balance von Bindung und Autonomie durchaus verständlich. In der Konkretheit des Ausagierens aber ist die Ambivalenz schwer zu ertragen – zumindest nicht aus der Nähe.

Wahn als bequeme Erklärung

Immer wieder machen sich die Freimaurer zu schaffen.; kaum etwas muss noch selbst verantwortet werden. Die Geschlossenheit des Erklärsystems fasziniert mich. Ich provoziere vorsichtig, biete die Erklärung von Vermeidung und Entlastung auf der Metaebene an. Wir setzen uns auseinander. Ich ertrage Schreien und Türeschlagen, lerne umgekehrt dazu, akzeptiere die Freimaurer als Regulation von Nähe und Distanz, äußere Verständnis auf der Metaebene: »Wenn Sie dieses Ereignis ohne deren Zutun verkraften müssten, wäre es vielleicht noch schmerzhafter?«

Herr Paulsen wird nur langsam weicher und mitteilsamer. Wir streiten nicht mehr um den Wahrheitsgehalt seines Wahns; dessen psychische Wahrheit und Wirklichkeit scheinen mir ausreichend belegt. Wir sprechen mit einer gewissen Selbstverständlichkeit darüber – ich bin immer bemüht, die leibhafte Realität nicht falsch (gegen meine Überzeugung) zu verstärken, doch die funktionale seelische Realität unermüdlich wahrzunehmen. Vor allem aber versuche ich, dem Thema nicht mehr Gewicht zu geben als unbedingt notwendig. Ich erfahre auch einige biografische Daten: die Trennung der Eltern, das Zerfallen der Familie, die eigene Ausbildung als Möbeltischler, die frühere Bedeutung eines inzwischen verstorbenen jüngeren Bruders, die Übernahme eines Ladens vom Vater.

Ein uralter Konflikt – Erinnerung weggemauert

Dann folgt ein Gespräch, das mir tief im Gedächtnis bleibt: Herr Paulsen wollte oder sollte an einem Treffen im Stadtteil teilnehmen, seinen sozialen Radius wieder erweitern. Er kam nicht zur Tür. »Früher war dort die Polizei. Ich kam nicht durch die Tür, habe mich an unangenehme Sachen erinnert.« Ich bin erstaunt, wie minutiös er Kindheitsereignisse erinnert, bewundere sein Gedächtnis. Herr Paulsen springt ein paar Jahre weiter, er habe damals seinem Vater gegenüber einen Fehler gemacht, deutlicher mag er nicht werden. Seitdem habe sein Vater mit ihm gebrochen, sie haben sich nie wieder gesehen. Ich bin völlig perplex. Vom Vater war durchaus schon die Rede; er wohnt auch in Hamburg. Habe ich etwas nicht wahrgenommen, ausgeblendet? Oder hat das Versteckspiel mit den Freimaurern dazu beigetragen, derart einschneidende Ereignisse auszublenden, gewissermaßen wegzumauern?

Auch jetzt gibt es nur Andeutungen; er habe in finanzieller Not alte Erbstücke (vor allem edles Porzellan) verkauft – nichts extrem Wertvolles, aber sein Vater habe wohl sehr daran gehangen. Inzwischen könne er das verstehen; jetzt – später – habe er auch einzelne Teile vermisst. Ich versuche, ihn zu entlasten, »damals war das schwerer, zu durchschauen; der Blick war von anderen Themen überlagert«. – »Vielleicht hätte mein Vater ja etwas deutlicher machen können, woran er hängt.« Ohne Frage!

Väterliche Dialoge

Wie das wohl wäre, wenn der Vater jetzt hier dabeisäße? »Der will wohl nicht erinnert werden an die schmerzhafte Trennung damals ...« Diesmal meint er die Scheidung, die von der Mutter ausging, aber auch für ihn als Sohn eine Katastrophe war. »Sie sind sein Sohn«, gebe ich zu Bedenken. – »Er kann das wohl nicht voneinander trennen«, sagt er.

Ich bewundere, wie viel Verständnis er für seinen Vater aufbringt, wie viel Liebe aus seinen Worten spricht. Betone dennoch, dass das Scheitern einer Ehe doch wohl nicht die Kinder zu verantworten haben, sie wohl eher (auch) die Leidtragenden seien. Meine Worte wirken sichtbar entlastend. Trotzdem haben sich Schuldgefühle (wegen der Ehe) und schuldhafte Erfahrungen (wegen des Geschirrs) undurchdringlich vermischt. Einen schweren Fehler habe er sicher gemacht – mir ist nicht klar, was neben dem schon erwähnten Verkauf noch gemeint ist. Frage ihn, ob wohl heutzutage ein Gespräch über diese Ereignisse möglich sei. Herr Paulsen überlegt sehr lange und gründlich: Wenn man sich jetzt träfe, käme doch erst recht der Schmerz hoch, dass man sich so lange nicht gesehen habe. »Was wir alles hätten machen können.« Dieser Satz kommt mit einem tiefen Seufzer aus großer Einsamkeit, zeugt von seiner Sehnsucht.

Wir sprechen über das Alter des Vaters (über 75 Jahre), und dass er auch nicht mehr ewig lebt. Darüber, wie er wohl über die verlorenen Jahre denkt. Dann betone ich noch einmal, dass ja bezogen auf den Verkauf der Antiquarien eine Annäherung stattgefunden habe: Jetzt verstehe er den Vater besser als früher. Das könnte doch umgekehrt ebenso gelten. Auch ohne Begegnung habe eine Annäherung stattgefunden; dann könnte auch ein reales Gespräch Chancen haben. Sein Ringen um Verständnis für den Vater (wegen der Scheidung) interpretiere ich als immer noch vorhandene Liebe; und Herr Paulsen kann das zulassen! Ich bin selbst völlig überrascht.

Zeit lassen

Ich betone, dass er sich das in Ruhe durch den Kopf gehen lassen soll. Nach zwanzig Jahren spielen zwei Wochen auch keine Rolle mehr. Ich spüre den Schmerz, der in dem Gespräch droht, an die Oberfläche zu brechen, will nicht abschrecken, aber Zeit lassen, beistehen beim Abwägen beider Seiten. Vielleicht ist die ausgesprochene Möglichkeit wichtiger als die vollzogene Wirklichkeit, die offene Hoffnung besser auszuhalten als die mögliche Enttäuschung?

Wirklichkeit des Wahns

Eher nebensächlich erwähnt er die Freimaurer, weicht aus, wenn es zu brenzlig wird. Ich widerspreche nicht, unterlaufe eher. Den Schmerz der zwanzig verpassten Jahre kann ich auch so verstehen, ohne den Ärger um die Freimaurer zu leugnen. Am Ende des Gesprächs eine knappe Vergewisserung. Ich sei doch keiner von denen? Es genügt ein knappes Nein.

Modalitäten spielen eine Rolle: Hier treffen oder woanders? Auf jeden Fall auf neutralem Boden – nicht beim Vater und nicht zu Hause. Was passiert, wenn er absagt? Und wenn das Gespräch zustande kommt, der Vater weiß doch gar nicht von der Erkrankung –Bedenken aus Scham! Wir sind uns einig, dass vor dem Hintergrund der erwähnten Verletzungen und Missverständnisse nach zwanzig Jahren Schweigen die Erkrankung eigentlich völlig unwichtig ist. Jedenfalls sehe ich keine Notwendigkeit, sie zum Thema zu machen. Herr Paulsen ist beruhigt. Dann kommt ein bemerkenswerter, sehr nachdenklich gesprochener Satz: »Manche Schmerzen füge ich mir wohl selbst zu. Ohne Freimaurer.«

Das Gespräch kommt nicht mehr zustande. Der Vater stirbt vorher. Wir gehen gemeinsam zur Beerdigung. Ich habe das Gefühl, wichtige Sätze stellvertretend gehört zu haben.

(B) Der blaublütige Gatte – ein gnädiger Wahn?

Frau Gross

Seit Jahren kenne ich Frau Gross, die eine enorme Spannweite von Stimmung und Antrieb hat, unter der Überschrift einer bipolaren Störung: Aus armen Verhältnissen hat sie sich emporgearbeitet, Wirtschaftswissenschaften studiert, Verantwortung in Firmen übernommen – mit hohen Ansprüchen an sich und andere. Immer wieder scheitert sie an eigenen oder fremden Erwartungen. Immer wieder überzieht sie, überschätzt die eigene Kraft oder die Geduld der anderen, rast voller Enttäuschung in die Tiefe und zweifelt an jedem, vor allem aber an sich selbst. Im Nachhinein denke ich: Mit dieser Vorgeschichte ist das Scheitern vorprogrammiert; es sei denn, man landet ganz oben – dann müssen die anderen einen so nehmen, wie man ist; mit Auszeiten außerhalb der Psychiatrie. So verschärfte das Problem der Selbst- und Fremdstigmatisierung noch die Dynamik und führte nach langen Kämpfen zum beruflichen Aus.

Ohnmacht und Verzweiflung

Frau Gross ist Einzelkind. Ihre Eltern streiten und konkurrieren um die Gunst der Tochter. Sie möchten, dass es die Tochter irgendwann mal besser hat, gönnen sich selbst und gegenseitig wenig. Dieser Satz galt damals für viele Familien, kommt mir im Nachhinein fast banal vor. Doch im Zusammenhang mit einer psychischen Erkrankung atmet diese Intention der Eltern Ohnmacht und Verzweiflung. Erst schienen die Anstrengungen aller Erfolg zu haben. Die Tochter schaffte es in eine bessere Wohngegend, zugleich in den Einzugsbereich der Uniklinik – die Basis unseres Kennenlernens. Doch mit dem beruflichen Aus drohte auch der soziale Abstieg, die Rückkehr in den verhassten alten Stadtteil, eine Trabantenstadt am Rande Hamburgs.

Sozialer Abstieg und Beziehungskontinuität

Das Einzige, was wir tun können: Frau Gross bleibt unsere Patientin – ambulant wie stationär. Diese Entscheidung geschieht gar nicht besonders bewusst. Frau Gross lässt mir und uns kaum eine andere Wahl. Und die Kontinuität der Beziehung erscheint allen Beteiligten stimmig; Familiengespräche in größeren Abständen eingeschlossen. Trotz der relativ großen Entfernung besuche ich sie auch zu Hause, erlebe, wie arrogant sie sich von ihren Mitbewohnern distanziert. Ich rede ihr ins Gewissen. Wir streiten uns um Auslegungen des Christentums – sie als sehr gläubige Protestantin, ich als Kölner Katholik. Ich lege ihr psychosoziale Angebote im Stadtteil nahe, nutze meine Kontakte, um sie anzudocken. Das gelingt nur bedingt und befristet.

Die Geburt des blaublütigen Gatten

In irgendeinem Zusammenhang, den ich nicht mehr erinnere und den ich im Nachhinein für unwichtig und zufällig halte, kommt es erneut zu einer stationären Aufnahme. Im Nachhinein interpretiere ich diese Aufenthalte eher als persönliches Bedürfnis: Frau Gross genießt es dann doch, mal mehr unter Menschen zu sein, mal nicht allein zu essen und nicht allein (Doppelzimmer!) ins Bett zu gehen. Vielleicht will sie sich auch von Zeit zu Zeit vergewissern, dass sie der Uniklinik nicht nur einen (billigen) ambulanten, sondern auch einen (teuren) stationären Kontakt wert ist.

Aus irgendeinem Grund kommt es zu einer Medikamentenumstellung. Vermutlich ist das Ausdruck unseres Unvermögens, mit langfristigen Entwicklungen klarzukommen. Jedenfalls habe ich nicht verstanden, warum sie in einer eher depressiven Phase ein eher hochpotentes Neuroleptikum nehmen soll. Vielleicht schwingt da auch etwas Trotz mit – mich als langfristiger ambulanter Behandler hat eh niemand gefragt. Frau Gross reagiert paradox. Ob ursächlich, beiläufig oder zufällig – sehr zeitnah mit der Umstellung entwickelt Frau Gross die Vorstellung, blaublütig verheiratet zu sein. Die Vorstellung ist hilfreich; jedenfalls wirkt sie der Depression entgegen und führt zur Entlassung aus der Klinik.

Paargespräche der besonderen Art

Selbstverständlich sehen wir uns weiter, doch ab sofort zu dritt. Am Anfang bin ich überrascht, wittere eine Prüfung oder einen Scherz, warte auf erlösendes Gelächter. Doch das unterbleibt. Mit großem Ernst stellt mir Frau Gross nicht nur ihren neuen Status, sondern auch ihren Gatten vor, spricht jedenfalls immer wieder von sich und dem Ehemann im Plural – warum sich beide freuen, wieder einmal bei mir zu sein usw. Das Ganze geschieht mit verblüffender Selbstverständlichkeit und mit so offensichtlicher Funktionalität, dass es mir fast die Sprache verschlägt: Sie werde nur noch kurz am Stadtrand leben, bald in die vorbereitete Wohnung an der Alster ziehen. Geldprobleme seien demnächst Geschichte. Und wenn alles gut gehe, erwarte sie auch in Kürze ein Kind. Vielleicht konzentriere ich die positiven Konsequenzen hier etwas, tatsächlich zog sich die Entwicklung einige Zeit hin. Aber offensichtlich wurde hier ihr Wunsch zur Wirklichkeit. Und nachvollziehbar ging es Frau Gross so gut wie selten.

Doppeltes Spiel

Ich versuche, mich auf sie einzustellen, die Bedeutung der Entwicklung zu verstehen, ihr mein Verstehen zu vermitteln, ohne mich zu verbiegen oder zu verleugnen. Ich verblüffe sie mit dem Ritual, immer drei Gläser aufzudecken; sie schmunzelt. Ich werde nicht müde, zu betonen, wie nachvollziehbar ihre Wünsche sind, die Wirklichkeit aber nicht zu erzwingen sei. Dass sie die Fähigkeit entwickelt habe, im Wachzustand zu träumen, dass das aber nichts daran ändere, dass sie träumt. Brisant wird die Frage beim Umgang mit Geld. Ohnehin war oder ist hier ihre Schwachstelle, objektiv und subjektiv. Um ihren Lebensstandard zu halten, hat sie eher zu wenig Geld. Und wenn sie zu viel ausgibt, wird sie manisch (oder umgekehrt), jedenfalls ist das eine mit dem anderen verbunden. Auch wenn der Vater ihr ab und zu Geld zusteckt, also ihre Rente aufstockt, muss sie haushalten. Und wir beide wissen um die Risiken und den prognostischen Wert der Verschwendung oder höherer Geldausgaben.

Frau Gross kann nun auf die Konten des Ehemanns verweisen, die bald freigeschaltet werden. Mir bleibt die Rolle des Spielverderbers: Mag ja sein, dass demnächst andere Zeiten kommen. Und klar wünsche ich alles Gute. Doch jetzt ist das Konto begrenzt, die Überziehung (aus guten Gründen) nicht möglich. Und es sei an ihr, hauszuhalten. Blaues Blut hin oder her – auch das mache eine gute Ehefrau aus. Frau Gross hält die Waage: Das Konto bleibt schwarz, die Manie bleibt aus, der blaublütige Gatte bleibt aber auch.

Rechtliche Betreuung versus Ehe

Der Konflikt spielt auch in andere vorhandene Interessenskonflikte hinein: Muss die rechtliche Betreuung zu ihrem Schutz bleiben, kann sie gelockert oder begrenzt werden? Frau Gross argumentiert nun mit doppelter Stimme: Man wolle heiraten und das gehe in diesen Kreisen ja schlecht mit rechtlicher Betreuung. Und allein die wertvolle Liebe zeige, wie unnötig das Ganze sei. Ich verstehe den Wunsch, argumentiere mit vergangenen Krisen, mit künftigen Konflikten, komme mir selbst kleinlich vor. Doch mithilfe des einerseits überforderten, andererseits engagierten rechtlichen Betreuers gelingen gute Kompromisse.

Ernst nehmen und ehrlich bleiben

Im Nachhinein denke ich: Es kam oder kommt auf den Spagat an – sie in ihren Wünschen ernst nehmen, mich in meiner Sorge trotzdem nicht verleugnen. Nicht gleichgültig werden und sie nicht ins Verderben laufen lassen. Gleichzeitig ihre Verstärkung akzeptieren und Kompromisse riskieren. Der blaublütige Gatte war oder ist nötig, um ihren Wünschen Gehör zu verschaffen, um an sich selbst zu glauben, um die Hoffnung zu bewahren. Spannender Weise hatte oder hat der Gatte auch mäßigenden Einfluss: Wenn wir uns lautstark gezofft haben, legt der Gatte ihr nahe, beim nächsten Mal einzulenken. Die arrogante Haltung den Nachbarn gegenüber entspricht übrigens überhaupt nicht seinen Vorstellungen. Jedenfalls entschuldigt sie sich beim nächsten Treffen in seinem Namen. Und ich lerne dazu: Der Adel von heute mahnt zu großzügiger Bescheidenheit. Ernst nehmen und ehrlich bleiben: eine Art doppelte Buchführung.

Adlige Großzügigkeit

Frau Gross gehört zu den Menschen, die ich besonders lange begleitet und sehr gut in Erinnerung habe. Nach Beendigung dieses Textes habe ich sie wegen meines Ruhestandes lange nicht gesehen. Um sie den Text Korrektur lesen zu lassen, will ich mich mit ihr treffen. Sie freut sich über den Anruf und wir verabreden uns bei ihr zu Hause, wo ich mehrfach war. Wenig später ruft sie zurück: Sie habe sich mit ihrem Gatten darauf verständigt, auf das Treffen zu verzichten. Ich sei ein erfahrener Autor und sie würden mir vertrauen. Als ich mich bedanke, ihr zugleich mehr Bedenkzeit einräumen und an der Verabredung festhalten möchte, lehnt sie sehr klar ab. Nach einem erneuten Dank und der Zusage von Belegexemplaren, lehnt sie erneut ab: Das widerspreche den adligen Spielregeln, an die sie sich auch noch gewöhnen müsse. Diese Großzügigkeit verschlägt mir für einen Moment die Sprache – nicht ohne den Gedanken, dass so viel Noblesse nicht nur dem Adel guttäte.

(C) Die Parkbank – Rettung und Risiko

Marc

Marc verbringt seine Zeit in einem Park beim Schanzenviertel. Im Zentrum seines Lebens steht eine Bank. Die verlässt er nur, wenn es sein muss. Sie gibt ihm Sicherheit, wenn die Welt ins Wanken gerät, der Boden nicht mehr trägt und Zerfall droht. Doch mit dem Wechsel der Jahreszeiten wird die Konzentration auf die Bank gefährlich. Wenn sich in Hamburg Nässe und Kälte verbinden, wird ein Dach über dem Kopf lebensnotwendig.

Niemand scheint diesen existenziellen Konflikt wahrzunehmen. Die Familie ist früh zerfallen und eine Ewigkeit weit weg. Das Hilfesystem ebenfalls: Die Hilfen für Obdachlose und psychisch Erkrankte existieren weitgehend nebeneinander; beide erscheinen subjektiv unnötig und objektiv unerreichbar. Doch eine Nachbarin wird aufmerksam: Die Parkbank liegt auf ihrem Weg zur Arbeit, in dem Park ist sie manchmal mit ihrem Hund. Der junge Mann wirkt anders, hat bei aller Unnahbarkeit einen anderen Blick; seine mehrfach geschichtete Kleidung und seine auch bei Hitze unvermeidliche Mütze wirken skurril.

Eine ungewöhnliche Begegnung

Die vorsichtige Anfrage, wie es ihm geht, wird knapp abgebügelt. Doch die Frage nach einer Zigarette schafft ein paar Sekunden gemeinsames Rauchen. Das wird zur Gewohnheit – für beide. Später kommt etwas zu essen oder zu trinken dazu – dankbar angenommen und sparsam beantwortet. Nicht ein paar Tage oder Wochen, sondern über viele Monate. Das schafft Vertrauen. Zugleich auch einen Einblick in die Besonderheit der Lebenslage und die persönliche Not. Die Nachbarin ahnt, dass etwas nicht stimmt. Sie sieht und spürt die Gefährdung. Sie kümmert sich. Dafür braucht es noch keine Diagnose.

Liberale Gleichgültigkeit?

Die Nachbarin nimmt Kontakt mit dem Hilfesystem auf. Sie erlebt eine Abfuhr nach der anderen: Wieso, er kann noch aufstehen, dann können wir nicht eingreifen. Wenn er sich nicht unterstellt, können wir ihn doch nicht zwingen. Später bin ich selbst einbezogen, lerne die Nachbarin übers Internet kennen. Wir sprechen zusammen, ich lerne auch den jungen Mann und die Parkbank kennen, spüre schnell, wie besonders diese gewachsene Vertrauensbeziehung ist. Aus dem Stand heraus habe ich keine Chance, Kontakt zu bekommen, geschweige denn Vertrauen. Nur mit gemeinsamem Druck gelingt es, die Psychiatrie in Bewegung zu bringen. Die lange Vorarbeit und der Vertrauensvorschuss ermöglichen es, dass Marc am Ende doch mitgeht.

Eine neue Bank

Marc ist auf der geschlossenen Station der Uniklinik. Auch im Gebäude trägt er dieselben Klamotten und die unvermeidliche Mütze. Die Bank im Innenhof ersetzt die vom Schanzenviertel. Ich bin beeindruckt von der Geduld der Kolleginnen und Kollegen: Sie lassen ihn erst mal ankommen. Und es braucht lange, bis die Mütze fällt, die Dusche begehbar wird. Und ich bin beeindruckt von der Ausdauer der Nachbarin. Sie heißt Katja Hübner; wir sind inzwischen befreundet. Katja gibt Marc nicht einfach ab, sondern behält den Kontakt. Sie stärkt ihm den Rücken, auch wenn es in der Psychiatrie mal knirscht. Sie ist es, die den Kontakt zur Familie doch noch findet und knüpft. Sie hilft auch, den Weg aus der Psychiatrie zu bahnen. Inzwischen wohnt Marc in einer Wohneinrichtung – durch die Einschränkungen der Coronazeit geschützt vor weitergehenden Anforderungen. Regelmäßig ist er zu Besuch bei Katjas Familie und in »meiner« Ambulanz; den therapeutischen Kontakt pflegt inzwischen meine Nachfolgerin.

Eine andere Psychiatrie?

Das Hilfesystem kommt in dieser Geschichte erst mal nicht gut weg. Der intensive, auf den Einzelnen bezogene Kontakt zwischen Institutionen für Wohnungslose und psychisch Erkrankte fehlt. Die Hochschwelligkeit

(»Er kann doch noch aufstehen«) ist nicht liberal, sondern im doppelten Sinne zynisch – Marc und Katja gegenüber. Die Psychiatrie wirkt in dieser Geschichte statisch und unnahbar. Erst nach der Einweisung wird sie sichtbar als Sozialraum. Wir brauchen nicht schnellere Zwangsmaßnahmen, sondern eine mobilere Psychiatrie – mobiler im Kopf und im Handeln. Wir können uns nicht darauf verlassen, dass die Vertrauensarbeit immer und über viele Monate von Nachbarinnen und Nachbarn geleistet wird. Zumindest müssen wir sie schneller unterstützen und entlasten, gemeinsame Wege gehen, vertrauen lernen und übernehmen. Sicher brauchen wir auch andere Wohnangebote – niedrigschwelliger, lebensnäher, offener für sehr individuelle Wohnformen.

Okay, danke, ciao!

Katja Hübner ist die Nachbarin, sie hat ihre Erfahrungen im Buch »Okay, danke, ciao! Eine Geschichte über Freundschaft und Obdachlosigkeit« aufgeschrieben. Sie arbeitet in der Kulturbranche. Ihr Blick von außen auf die Psychiatrie ist unverstellt: So wird unser Arbeitsbereich viel mehr als Sozialraum sichtbar, als wir es selbst gewohnt sind, zu sehen. Schon das ist lesenswert. Sehr offen und ehrlich beschreibt sie die Entwicklung der eigentlich ungleichen Beziehung in Richtung Freundschaft und die mühsame Suche nach Hilfe. Kontrastreich schildert sie eigene Erlebnisse wie den Geburtstag von Udo Lindenberg oder gesellschaftliche Ereignisse wie den G20-Gipfel, der gerade im Schanzenviertel alle bedrohte. Das alles macht das Buch sehr lesenswert – ein Plädoyer gegen die Anonymität, eine Aufforderung an die Psychiatrie, selbst mobil zu werden, ein Großstadtmärchen.

(D) Die Waldfee – im Familienkonflikt

Frau Eckel

Auf dem weiten Weg fluche ich noch, dass ich mich auf Drängen eines vertrauten Kollegen aufgemacht habe, in diesen entlegenen Teil von Hamburg zu fahren. Als ich ankomme, bin ich beeindruckt, wie idyllisch diese Waldsiedlung trotz relativ naher Autobahnen liegt. Hier wohnt seine entfernte und »verschrobene« Verwandte allein. Ihre Einsamkeit ist bedroht von der Familie, zumindest von einem Teil derselben und konkret durch das bevorstehende jährliche Familienfest. Der Kollege befürchtet, dass einige Familienmitglieder sie rechtzeitig einweisen lassen wollen. Und die Dame im Wald befeuere deren Absichten, indem sie droht, auf jeden, der zum Fest kommt, ihre Hunde zu hetzen.

Frau Eckel empfängt mich misstrauisch, aber freundlich; der Kollege hat sie offenbar instruiert. Trotzdem sagt sie offen, sie wisse nicht, was ich wolle. Ich sage ehrlich, das wüsste ich auch nicht. Ich sei nicht in der Position, etwas zu wollen. Der Kollege habe mich gebeten, sie zu unterstützen; doch auch da wüsste ich nicht, wie. Vor allem würde ich gerne verstehen, was los ist. Wortlos steht sie auf und führt mich erst mal durch den Garten, ein parkähnliches verwildertes Gelände. Verloren, verwildert, in Teilen kleingärtnerisch, in anderen großzügig. Dann trinken wir Kaffee in ihrem niedrigen, aber malerischem Holzhäuschen.

Eigentum und Nutzung

Wir kommen noch ins Gespräch; doch erst beim zweiten Besuch beginne ich zu ahnen: Es gibt eine sehr große, vielfältige tendenziell zerstrittene Familie mit vielen Kindern und Enkelkindern. Verbunden und verwickelt durch komplizierte Eigentumsverhältnisse und ungewöhnliche Nutzungsrechte. Früher haben hier auch ihre Eltern und deren Geschwister gewohnt. Aus verschiedenen Gründen sind alle weggezogen. Sie blieb übrig. Es erscheint mir glaubhaft, dass sie das Alleinsein wenig stört. Und ihr lebhaftes Gestikulieren zwischendurch deutet an, dass sie so ganz allein auch nicht ist. Vielleicht hallt die Familie in ihr nach, vielleicht auch andere Erfahrungen und Zeiten. Woher kommt der aktuelle Druck?

Das Fest

Die Familie ist sich nicht einig, was mit diesem großen Grundstück passieren soll. Irgendwann. Manche hoffen auf mehr Teilungsmöglichkeit und Wertsteigerung, andere drängen auf kompletten Verkauf. Einige sind froh, dass Frau Eckel für ein Minimum an Ordnung sorgt, andere wünschen sie zum Teufel oder mindestens in die Psychiatrie.

Doch alle vereint ein Ritual: Einmal im Jahr kommen sie zusammen, um zu feiern – mit Kinderspielen und Lagerfeuer, mit gemeinsamen und getrennten Aktivitäten. Die einen wohnen im piefigen, ansonsten ungenutzten Steinhaus, die anderen in Zelten an vielen geeigneten Stellen. Frau Eckel verteidigt ihr kleines Holzhaus: »Hier rein, kommen nur die Kinder.« Spontan denke ich, das passt doch, so niedrig wie alles ist.

Die Hunde

In diesem Jahr will Frau Eckel das Fest verhindern. Sie verweist auf ihre beiden Hunde, der eine kurzbeinig und glupschäugig, der andere etwas drahtiger, aber auch nicht gerade bedrohlich. Frau Eckel reagiert auf meinen skeptischen Blick und seufzt. In dem Moment verstehen wir uns ohne Worte: Die Hunde werden es nicht richten. Ich bin wirklich neugierig, stelle mir das Gelände voller Menschen, insbesondere Kinder vor und bitte sie vom letzten Fest zu erzählen. Das macht sie offensichtlich gerne und zu meiner Verblüffung mit wachsender Begeisterung. Frau Eckel ist augenscheinlich kinderlieb, was zumindest nach ihrer Schilderung auf Gegenseitigkeit beruht. Als sie davon erzählt, dass sie »im großen Zimmer« (aus meiner Sicht niedrig und sehr überschaubar) Kino gespielt hätten, blitzen ihre Augen. Damit habe sie vor allem die »Kantors« unter den Eltern geärgert.

Verlogene Mischpoke?

»Und darauf wollen Sie verzichten?« Als sie nicht reagiert, merke ich ihren Zwiespalt und frage mich, warum sie die Familie fernhalten will. Ich probiere verschiedene Hypothesen. »Haben Sie Angst, dass die nicht wieder gehen? Befürchten Sie, dass Sie das Holzhaus räumen müssen?« – Beides verneint sie; die Rituale scheinen an dieser Stelle klar. Das Fest ist zeitlich begrenzt, das Hexenhaus ihr Revier.

»Haben Sie Angst, dass das Fest diesmal der Anfang vom Ende sein könnte, weil sich dann die durchsetzen, die verkaufen wollen?« – Diese Annahme scheint nicht völlig falsch zu sein; doch Frau Eckel verweist auf ihre Eltern, die das sicher verhindern werden.

Ich spreche nun offen aus, was mir in den Sinn kommt: »Wollen Sie das Fest nicht, weil Sie es verlogen finden?« – Sie schaut mich direkt und fordernd an. Als ich anhänge, dass ich das verstehen kann, ist sie erst mal zufrieden. Doch ich lasse nicht locker: »Ich fürchte, Sie schaden sich selbst, wenn sie das Fest verhindern.« Dass ich ihr gar nicht zutraue, es zu verhindern, lasse ich weg. Dann werde die Fraktion gestärkt, die verkaufen will. – Sie nickt schweigend. Das Argument leuchtet ihr ein.

Nun beginnen wir, zu verhandeln: Wenn doch ein Fest, dann wie? Nur Kinder im Hexenhaus. Bannmeile für Erwachsene. Hunde gut füttern usw.

Perspektiven

Das Fest geht gut über die Bühne. Die Eltern, die ich erst danach kennenlerne, sind erleichtert. Sie hatten befürchtet, dass die Verhinderung des Festes nicht nur den Verkauf, sondern auch den Ruf nach psychiatrischer Einweisung bestärkt hätte. So bleibt der Status quo. Die Eltern sind liebevoll und besorgt, denken weit in die Zukunft. Gleichzeitig sind sie meiner Meinung, dass hier zu wohnen auch Kompetenzen beweise. Sie sind beruhigt über meinen Besuch, auch weil sie befürchten, dass die ohnehin weit entfernte psychiatrische Praxis schließen könnte. Doch noch ist Frau Eckel mobil – innerlich und äußerlich.

(E) Geschäftsmann – Türsteher – Spieler – Genesungsbegleiter

Herr Kunz

Herrn Kunz ein bewegtes Leben zu attestieren, ist eine drastische Untertreibung. Seine doppelte Karriere – erst als Geschäftsmann, dann als Türsteher auf dem Kiez – ist nicht nur mit manischer Energie zu erklären. Dafür brauchte es breites Verständnis von Leben. Lebenswert ist nicht nur der graue Büroalltag, sondern auch das bunte Milieu der Reeperbahn. Das klingt banal. Doch in beiden Bereichen Karriere zu machen, gelingt nicht jedem. Als er seine Frau kennenlernte, kam Liebe ins Spiel. Und mit der Liebe auch Ordnung – jedenfalls ein bisschen.

Eine besondere Form der Dialektik

Zu viel Ordnung wird langweilig, zu wenig bringt Chaos. Herr Kunz versuchte eine spielerische Balance, was einige Jahre halbwegs gelang. Dann versuchte er, die Balance des Spiels. Das ging vorhersehbar schief; die Schulden wuchsen ins Unerträgliche. Die Flucht nach vorne und nach hinten, nach oben oder unten wechselte ab. Die Bipolarität war ihm schon vorher eigen und durchaus auch Quelle von Energie. Doch nun wurde sie lähmend und existenziell. Die Lähmung hatte den Vorteil, dass für das Spielen keine Kraft mehr blieb. Die Verzweiflung wurde durch Scham gesteigert. Sich das Leben zu nehmen, schien mehrmals als einziger Ausweg. Er schämte sich vor allem gegenüber seiner Mutter und seiner Frau. Beide hatte er nicht nur psychisch, sondern auch materiell geschädigt. Die Liebe zu und von beiden hielt ihn zugleich am Leben. Die Diagnose einer bipolaren Störung mit Komorbidität Spielsucht wirkte vorübergehend entlastend, zum Glück aber nicht zu sehr und nicht auf Dauer, sonst wäre seine Selbstverantwortung verschüttet worden.

Besondere Spannweite

Herrn Kunz zu begleiten, war anstrengend und anregend. Er litt an sich selbst, fürchtete (mit Recht) um seine Liebe, fand dann trotzdem immer wieder Halt in der Zuneigung anderer und in seiner Zuneigung für andere. Ich war beeindruckt von seiner enormen Spannweite – nicht nur hinsichtlich Stimmung und Antrieb (das ist nun mal typisch für Menschen mit Bipolarität), sondern auch hinsichtlich seiner vielseitigen Lebenspraxis.

Es war nicht beliebig, was er getan hatte; er tat alles mit Intensität und Inbrunst. In dieser Hinsicht erinnerte er mich manchmal an ein Kind, das er zu früh nicht mehr sein durfte oder wollte. Ich kenne wenig Menschen, die in kürzestem Abstand rücksichtslos und liebevoll sein können – und beides nicht taktisch oder aus Versehen, sondern voll innerer Überzeugung.

Selbstverantwortung und Liebe

Kann ein Geschäftsmann Genesungsbegleiter werden? Kann ein Türsteher anderen Halt geben? Kann ein verantwortungsloser Spieler anderen Selbstverantwortung vorleben und nahelegen? Berechtigte Fragen. Für Herrn Kunz war die Antwort: Er konnte. Er wurde Genesungsbegleiter, profitierte von der EX-IN-Ausbildung mehr als von jeder Therapie (die bei mir eingeschlossen). Er fand einen Weg aus der (Selbst-)Stigmatisierung. Vielleicht half ihm dabei die gelebte berufliche Bandbreite; denn auch das Risiko wechselseitiger Stigmatisierung zwischen Türsteher und Geschäftsmann dürfte beträchtlich sein. Vor allem aber half die Liebe zwischen ihm und seiner Frau. In mehreren Paargesprächen konnte ich ihr ehrliches Ringen erleben zwischen unendlicher Wut oder Enttäuschung einerseits und der Bereitschaft, zu verzeihen und der Liebe zu vertrauen, andererseits. Vielleicht war es auch ein Glück, dass sie selbst (körperlich) erkrankte, nicht mehr ungehemmt geben konnte, dass er gefordert war, für sie da zu sein, und das wechselseitige Füreinander-da-Sein wieder lebendig wurde.

Was bleibt als Lehre?

Seit Jahren arbeitet Herr Kunz als Genesungsbegleiter. Er hat sich den Respekt von Kollegen und Klienten erworben. Er ist ein sehr geschätzter Gesprächspartner. Aber er hat auch gelernt, sich zu begrenzen, nicht zu verausgaben, sich nicht zu verspielen, den Einsatz der eigenen Kraft nicht mehr zu überziehen. So gesehen hat er gelernt – aus Bipolarität und Spielsucht.

Was habe ich gelernt? Respekt und Demut! Einmal mehr habe ich begriffen, wie wichtig die nahen Angehörigen sind und wie vielseitig – kraftvoll und kräftezehrend – Leben sein kann. Und was es als Therapeut bedeutet, dabei begleiten zu dürfen, ohne den Anspruch zu steuern ...

(F) Eigensinn als Rettung – statt Krankheit im Lebensmittelpunkt

Von Sibylle Prins

Mein Beitrag behandelt ein etwas gefährliches Thema, denn manchmal habe ich den Eindruck, die Verantwortung dafür, was in dieser Hinsicht falsch gemacht werden kann, wird komplett auf uns Psychiatrieerfahrene abgeladen – wir wären diejenigen, die durch unser Verhalten, unsere Fehler, unser Nichtbeherzigen von Ratschlägen, die Nichtannahme von Einsichten oder Angeboten die Hauptschuldigen sind. Deshalb soll ich etwas zum Thema »Krankheits-einsicht« sagen. Das werde ich im engeren Sinne aber nicht tun. Dieses Thema ist hochkomplex und sehr individuell. Vor einigen Wochen gab es bei uns in Bielefeld eine Veranstaltung gerade zu diesem Thema, und ich stellte verblüfft fest, dass – je nach Betroffenheit, Vorerfahrung oder Berufsgruppe – unter dem Stichwort »Krankheitseinsicht« völlig verschiedene Dinge verstanden werden können. Einige Menschen lehnen den Krankheitsbegriff völlig ab. Andere akzeptieren ihn zähneknirschend. Wieder andere finden ihn für sich passend.

»Krankheitseinsicht«, so erfuhr ich, kann bedeuten, dass man sich während der Krise krank fühlt. Es bedeutet für manche, dass man das Erlebte als rein biologische Hirnstörung ansieht. Manche verstehen aber darunter, dass man erkennt, hilfsbedürftig zu sein. Für einige bedeutet es, dass man sich hinterher mit der psychischen Krise auseinandersetzt. Manche meinen sogar, es hieße lediglich, einzusehen, dass man zu einer schwierigen Situation auch selbst einen Teil beigetragen hat. Hinzu kommen solche paradoxen Phänomene, dass es beispielsweise Menschen gibt, die sich zwar keineswegs als krank empfinden, aber trotzdem eine größere oder kleinere Behandlungsbereitschaft aufweisen. Meine eigene sogenannte »Krankheitseinsicht« hat im Laufe der Jahre eher ab- als zugenommen – womit ich übrigens recht gut fahre. Ich will mich daher an diesem Thema ein wenig vorbeimogeln.

Trotzdem will ich es nicht ganz aus den Augen verlieren und mich ihm seitlich nähern, und zwar über den Begriff Eigensinn. Thomas Bock hat des Öfteren Psychosen der verschiedenen Arten als eine besondere Form von Eigensinn beschrieben. Ich musste darüber einerseits ein wenig schmunzeln, andererseits steckt für mich die ernsthafte Frage dahinter, ob man eine Psychose nicht als misslingenden Individuationsversuch ansehen kann. Ich werde allerdings nicht auf diesen Eigensinn eingehen, der sich möglicherweise im Ausbruch und Verlauf einer psychischen Erkrankung manifestieren könnte, sondern dies etwas weiterfassen. Dabei werden dann nicht mehr nur Psychosen, sondern auch andere psychische Probleme erfasst. Ich will auf jene Art von Eigensinn eingehen, die sich – so zumindest meint es die Umgebung – im Umgang mit der Problematik, bei der Bewältigung des nun veränderten oder zu verändernden Alltags und beim Versuch der nicht bloß beruflichen Wiedereingliederung zeigt. Diesen Eigensinn stellte ich nach meiner zweiten Psychose auch bei mir fest. Darüber war ich ganz überrascht, denn einen solchen Charakterzug kannte ich von mir gar nicht. »Was ist das denn jetzt plötzlich?«, so dachte ich. Ich habe dafür auch nicht einmal den relativ neutralen Begriff »Eigensinn« verwendet, sondern diese neu auftretende Persönlichkeitseigenschaft etwas abwertend als kindlichen und pubertären Trotz bezeichnet.

Eine Überlebensstrategie

So richtig wohl war mir nicht dabei, diesen plötzlich aufzuweisen. Aber: Dieser Trotz oder Eigensinn hat mir, um es pathetisch auszudrücken, das Leben gerettet. Sogar in physischem Sinne; er hat mich vor suizidalen Handlungen bewahrt, etwa in der Weise: »Ich lasse mich aus dem Leben nicht rausekeln, ich will keine psychiatrische Statistik über die Suizidhäufigkeit von psychisch Kranken bereichern.« Der Eigensinn hat dazu geführt, dass ich zwar einiges an psychiatrischer Hilfe in Anspruch nahm, andere psychiatrische Möglichkeiten aber, die man durchaus für sinnvoll hätte halten können, ablehnte und mit meinen Problemen lieber selbst fertigwerden oder notfalls darauf hängenbleiben wollte. Er hat bewirkt, dass ich trotz mehrfacher Psychosen und lang anhaltender Depressionen noch sehr lange einen Arbeitsplatz auf dem ersten Arbeitsmarkt innehatte, und als diese Durchhalterei dann endgültig keinen Sinn mehr machte, naht- und mühelos in ein bereits in Ansätzen aufgebautes neues Leben umsteigen konnte. Ich halte den Eigensinn für eine lebenswichtige Ressource, für eine Energiequelle – darin steckt der Wille zur Gesundheit, darin steckt der Drang, doch noch zu einem guten und erfüllten Leben zu gelangen.

Was man dabei aber falsch machen kann: Man kann diesen Eigensinn in die falsche Richtung lenken. In den ersten Jahren unserer Selbsthilfegruppe ist mir gleich aufgefallen, dass wir Psychiatrieerfahrenen dieses Maß an Eigensinn durchaus gemeinsam haben, diesen jedoch völlig verschieden einsetzen. Und so kann man einfach an falschen Fronten kämpfen. Es macht beispielsweise in gewissen Phasen des Lebens Sinn, das Thema Medikamente in den Vordergrund zu rücken: wenn man erstmals damit zu tun hat, wenn Nebenwirkungen so stark sind, dass sie Leben mehr verhindern als fördern, wenn man planen will, was bei einer wiederholten Krise zu tun ist, wenn man nach längerer Einnahme noch mal neu überlegt: »Muss das wirklich sein, geht es nicht auch anders?« Es gibt aber auch Phasen, in denen meines Erachtens das Kreisen um die Medikamentenfrage, das Austragen von Uraltkonflikten mit Angehörigen, das Aufrechnen negativer Psychiatrieerfahrungen nicht das wichtigste Thema sein dürfen, weil man sich darin unnötig aufreibt, seine Energien verschwendet und die eigentlich anstehenden Lebensprobleme ungelöst bleiben. Die Aufgabe wäre also, zu reflektieren. Was mache ich mit diesem Powerpack, meinem Eigensinn, wo soll es hingehen?

Krankheit als Lebensmittelpunkt

Nun setzen sich Krankheiten, insbesondere psychische Krankheiten frecherweise einfach in das Zentrum des Lebens eines Betroffenen, der mit diesem Leben eigentlich ganz etwas anderes vorhatte. Es ist natürlich sinnvoll, sich dieser zentralen Frage dann auch intensiv zuzuwenden. Aber: Muss die Krankheit ewig in diesem Zentrum bleiben, oder kann man ihr nicht doch auf Dauer einen bekömmlicheren Platz zuweisen? Das ist von verschiedenen Bedingungen abhängig, z.B.: Was trage ich selbst dazu bei? Die psychischen Probleme aus dem Brennpunkt zu rücken, schafft man unter anderem dann schlecht, wenn die Erkrankung das einzig und am stärksten interessanteste und interessierende Ereignis im Leben ist und bleibt. Dass Menschen sich mit der Krankheit bei anderen interessant machen, ist ein Phänomen, das man auch von körperlichen Erkrankungen gut kennt. Was mich eher bedrückt, ist, wenn die psychische Krise für die betroffene Person selbst das Einzige ist, das für sie an ihrem Leben interessant ist. Ein Gegenmittel wäre, dass man persönliche, nicht mit der Krankheit zusammenhängende Interessen, Tätigkeiten und Beziehungen zulässt, aufbaut, fördert. Dabei ist mitunter die Unterstützung der Umgebung ausschlaggebend, weil ich selbst von der Krise und der Psychiatrieerfahrung so mitgenommen sein kann, dass ich dies zu dem Zeitpunkt nicht schaffe.

Eigensinn gegen Resignation und Selbstaufgabe

Anfangs erwähnte ich den Eigensinn als notwendige, aber reflektiert zu benutzende Ressource. Manche Menschen verlieren im Verlauf ihrer Erkrankung und Psychiatrieerfahrung diese Ressource. Sie sehen sich selbst nur noch als krank – womöglich unheilbar krank – und nicht im Geringsten belastbar, sie haben kein Vertrauen mehr in sich selbst oder ihre Fähigkeiten. Sie haben nicht nur vorübergehend, sondern für lange Zeit das Gefühl, ihr Leben nicht im Kleinsten selbst gestalten zu können. Es kann dazu kommen, dass man dann nicht zu wenig, sondern zu viel psychiatrische Hilfe in Anspruch nimmt.

Mich wundert es ein wenig, dass das Recoverykonzept, das heißt die zugrunde liegende Annahme, dass ein Mensch von einer psychischen Krise wieder ganz oder wenigstens weitgehend gesunden kann, in den 2000er-Jahren als völlige Neuentdeckung gefeiert wurde. Eigentlich sollte das eine selbstverständliche Haltung sein; aber es gibt auch Psychiatrieerfahrene, die sich selbst nicht mehr als zumindest potenziell gesunde Personen wahrnehmen können. Und auf den Alltag bezogen herrscht oft eine Art selbstbestrafender Umgang mit sich selbst vor: Manchmal kann das Leben durch psychische Probleme ja sehr eingeschränkt werden. Traurig und vor allem kontraproduktiv ist es aber, wenn man aus lauter Hoffnungslosigkeit, Resignation, Selbsthass oder Verbitterung auch auf die Erfüllung jener Wünsche verzichtet, die durchaus noch erreichbar sind und im Bereich des Möglichen liegen, realisierbare Erfüllungen, Genüsse und, ja, auch Vergnügungen unbeachtet lässt und nicht verwirklicht. Dazu gehört übrigens auch die mangelnde Geduld im Umgang mit sich selbst.

Einen Rosengarten erwarten!

Wenn jemand sehr stark leidet und sehr unter Druck steht, stellt er oder sie sich oft die Lösung dieser Situation als das andere Extrem vor: als ein wunderbares, traumhaftes Nirwana, in dem alle Hindernisse innerer und äußerer Art beseitigt sind, es keine Probleme, keine unangenehmen Verpflichtungen und vor allem keine negativen Gefühle, keine Ängste, keine Unlust mehr gibt. Das scheint so eine Art emotionaler Mechanismus zu sein, den ich übrigens ganz verständlich finde. Trotzdem: Das Leben ist natürlich kein Rosengarten. Und selbst wenn man dann vielleicht doch so eine Art persönlichen Rosengarten gefunden haben mag: Rosen haben im Allgemeinen Stacheln, das heißt, auch gute Entwicklungen haben ihre Schattenseiten. Sie folgen in ihrem Wachstum den Jahreszeiten: sprießen, erblühen und verwelken auch wieder – das Leben verändert sich auch ständig. So ein Garten macht eine Menge Arbeit, da muss gejätet, gedüngt, gegossen, gehackt, geschnitten werden.

Mit dieser blumigen Umschreibung will ich Sie vorsichtig auf meinen protestorientierten Hintergrund vorbereiten: Ich bin zwar froh, dass ich aufgrund meiner Erkrankung von allerlei Pflichten, die andere Erwachsene haben, befreit bin – ein Leben ganz ohne Pflichten und Verpflichtungen wäre für mich nicht erstrebenswert. Ich darf heute viele Dinge tun, die ich gern tue und die mir Freude machen – aber es bleibt ein Anteil von Aufgaben, die ich ungern tue, zu denen ich mich immer wieder neu überwinden muss. Ich finde das richtig, dass es auch dies in meinem Leben gibt. Das ist vielleicht sogar der wesentlichste Teil der viel beschworenen Normalität. Nun gab es Zeiten, in denen mir gerade solche Aufgaben zu viel waren, nicht schaffbar schienen, mir über den Kopf wuchsen. Geholfen hat mir in dieser Situation ein Ratschlag eines amerikanischen Schriftstellers, der dazu aufrief, jeden Tag eine – und nur eine – Sache zu tun, zu der man keine Lust habe. Das sei wichtig als Vorbereitung auf schwierige Zeiten. Ich kann sagen: Der Ratschlag hilft auch, wenn die schwierigen Zeiten da sind.

Ich könnte über das Thema, was man als Betroffene alles falsch machen kann, noch lange schreiben. Vor allem deshalb, weil ich nahezu alle Fehler, die man machen kann, auch irgendwann selbst gemacht habe und fleißig mit dem Fehlermachen fortfahre. Es finden sich immer neue Varianten. Weitere Punkte wären z.B. das Stigma, das psychische Erkrankung mit sich bringt, allzu sehr zu übernehmen oder überall zu wittern; die Themen erlernte Hilflosigkeit und erlernte Unfähigkeit, Überschätzung und Idealisierung von Nichtbetroffenen (oder umgekehrt), Abwertung Nichtbetroffener und Idealisierung der eigenen Betroffenengruppe, persönliche Grenzen zu weit oder zu eng oder an der falschen Stelle zu stecken und sich zu viel oder zu wenig zurückziehen.

»Sich abgrenzen«

Eine kleine Sache will ich aber noch aufgreifen. Bereits in den ersten Jahren meiner Psychoseerfahrung bekam ich natürlich von anderen – Freundinnen, Angehörigen, Therapeuten – viele Hinweise und Ratschläge, wie ich meine Probleme bewältigen könnte. Manche dieser Ratschläge waren untauglich oder undurchführbar, manche in sich widersprüchlich, manche kamen zum falschen Zeitpunkt. Einige waren aber dabei, die ich im Nachhinein eigentlich ganz sinnvoll und einleuchtend finde – nur habe ich damals nicht verstanden, was damit gemeint war oder wie ich sie konkret in mein Leben umsetzen könnte. So war mir z.B. völlig unklar, was mit dem Begriff »sich abgrenzen« gemeint sein sollte. Ich kannte Länder- und Grundstücksgrenzen, die Haut als biologische Begrenzung. Was sollte das im psychischen und sozialen Bereich bedeuten? Heute bin ich deshalb ein wenig sauer: auf die Ratgebenden, die mir das Wichtigste an ihrem Wissen oder ihrer Erfahrung damit vorenthielten. Auf mich selbst, weil ich nicht genug nachgefragt und nachgehakt habe, mich nicht traute, dumme Fragen zu stellen und meinem Gegenüber deutlichere Aussagen zu entlocken. Vielleicht wäre mir manches erspart geblieben. Hinterher weiß man es immer besser.

Sibylle Prins *hatte ursprünglich eine Ausbildung zur Förderschullehrerin absolviert, durch ihre Psychosen kam es jedoch zu einem Berufswechsel. Sie arbeitete längere Zeit als Verwaltungsangestellte. Seit 1999 war sie sehr aktiv in der Selbsthilfe Psychiatrie-Erfahrener und auch als Autorin und als Referentin bei Tagungen und Fortbildungen präsent. Sie verstarb im Juli 2019. Den Text hat sie bei einer gemeinsamen Veranstaltung eingebracht und mir für das Buch Verfügung gestellt.*

(G) Eigensinn als Überlebensstrategie

Herr Kemme

Ein kleiner Junge, brav und unauffällig, hängt am Rockzipfel der großen Schwester. Die Eltern haben wenig Zeit. Die Schwester wird psychotisch, kommt in eine psychiatrische Klinik. Der kleine Junge bekommt hautnah mit, was dort passiert. Er hat große Angst – um die Schwester, aber auch um sich selbst. Er rettet sich auf die Seite der Ordnung, ringt um Distanz zur Schwester, will nicht so werden wie sie. Er durchläuft unauffällig die Schulzeit und auch die Pubertät, verpflichtet sich auf lange Zeit bei der Bundeswehr, wird Kompanieführer, macht eine Spezialausbildung als »Spisazer-Jäger« (Spione, Saboteure, Zerstörer), heiratet früh, wird bald Vater. Doch die Ordnung lässt sich nicht halten.

Nach Ablauf der Verpflichtung kann er trotz Qualifikation nicht übernommen werden. Trotz erheblicher Anstrengungen fällt es ihm schwer, auf Dauer in einem anderen Beruf Fuß zu fassen. Noch mehr verunsichert ihn, dass seine Tochter erwachsen wird, sich ihm entfremdet. Er kann sich diese Entwicklung nicht anders als wahnhaft erklären, glaubt, dass sie durch Drogen manipuliert wird, bis er schließlich überall weiße Päckchen sieht und Tochter wie Ehefrau in die Flucht schlägt. Er hat Schulden, verliert auch seine Wohnung. Ihm bleibt nur ein Kaninchen. Als es krank wird, zieht er mit ihm in den Wald von Ludwigslust, von dem er glaubt, dass ihn die Mafia noch nicht erreicht hat. Dort lebt er über Monate, ohne eine Menschenseele zu sehen, ernährt sich nur durch Produkte aus dem Wald. Im Rückblick eine schreckliche Zeit.

Überlebenskampf

Seither lebt Herr Kemme – später nennt er sich auch »Pias« – seit vielen Jahren auf der Straße, hat Depots in den Wäldern rund um Hamburg. Sein Credo: »Der Mensch ist das einzige Lebewesen, das von sich aus nicht in der Lage ist, artgerecht zu leben.« Er versucht es dennoch, lebt naturverbunden, ohne Alkohol und Zigaretten. Im permanenten Überlebenskampf profitiert er von seiner Ausbildung bei der Bundeswehr. Besondere psychische Ängste – er spricht von »Restsymptomen« – erlauben ihm nicht, sich lange in geschlossenen Räumen aufzuhalten, legen ihm auch sonst viele Einschränkungen auf. In die Ambulanz, in der ich arbeite, kommt er nicht, um etwas zu verändern oder gar sich behandeln zu lassen, sondern nur, um sich zu wärmen, mal unter Menschen zu sein, auch um zu essen und Kaffee zu trinken.

Vor einigen Jahren wird Herr Kemme kurz vor Weihnachten Opfer eines Überfalls. Ein Ordnungsfanatiker aus besserer Wohngegend schlägt und tritt ihn zusammen, hetzt seinen Hund auf ihn. Mit schwerer Beinverletzung will sich Herr Kemme zu einem seiner Depots schleppen, bricht aber vorher zusammen. Die eiskalte Nacht überlebt er nur wegen seiner besonderen Konstitution und der vielfach geschichteten Kleidung. Am nächsten Morgen wird er gefunden und ins Krankenhaus gebracht. Dort hält er es zum ersten Mal seit Langem aus, im geschlossenen Raum zu sein und im gewöhnlichen Bett zu liegen. Leider nur für wenige Tage: Wegen des bevorstehenden Silvesters müssen chirurgische Betten frei sein für Brandverletzte. Herr Kemme kommt in die Psychiatrie – zum ersten Mal in seinem Leben. Doch dort sind Überwachungskameras installiert, um Akutpatientinnen und -patienten beobachten zu können, ohne bei ihnen zu sein. Außerdem kommt ihm eine etwas »grenzenlose« Mitpatientin zu nahe. Er flieht, ist völlig außer sich. Ich kann ihn auch in der Ambulanz nicht halten, erfahre noch, dass »der Strom durch ihn durchgehe«. Herr Kemme meint nicht (nur) die elektronische Überwachung, sondern – was ich erst jetzt erfahre – die Elektroschocks der Schwester.

Erst Wochen später sehe ich ihn wieder. Sein Bein ist zum Glück auch so verheilt. Und viel später erst traue ich mich, ihn zu fragen, ob er einverstanden ist, die Hauptperson einer Jugendgeschichte nach seinem Vorbild zu gestalten. Er ist erstaunlich schnell einverstanden, scheint zu ahnen, dass seine Geschichte gerade Jugendlichen viel zu sagen hat und dass es darauf ankommt, Vorurteilen rechtzeitig zu begegnen. Erst im Kontext unserer Zusammenarbeit erfahre ich viele Details aus seinem Leben. Das Buch »Pias lebt gefährlich« (Bock, Kemme 2003) wird viel in Schulen gelesen, und Herr Kemme ist ein wichtiger Referent im Projekt »Irre menschlich Hamburg«.

Perspektive

Nach einer sehr wechselhaften Geschichte mit tiefen Schmerzen (Erkrankung der Schwester, Trennung der Ehe) und einer frühen sehr starken Orientierung an Ordnung hat Herr Kemme nun eine sehr unabhängige eigensinnige Lebensweise entwickelt. Er wird dadurch zum Teil durch »Restsymptome« gezwungen, verbindet damit aber auch einen Anspruch, will sich nicht vereinnahmen und funktionalisieren lassen. Zuviel Anpassung würde seine sehr extravaganten psychotischen Aktionen wieder beleben. Seine Wohnungslosigkeit lebt er stolz. Sie aufzugeben, setzt voraus, dass er wieder eigenes Geld verdient. (Vielleicht reicht irgendwann das von den Schulprojekten.) Er will nicht zu viel Hilfe annehmen, fürchtet, dass andere für ihn belangt werden. Er will auch keine faulen Kompromisse, lieber das politische Dilemma von Obdachlosen verdeutlichen. Herr Kemme stellt eine für dieses Buch zentrale Frage: Kann es eine »artgerechte« menschenwürdige Psychiatrie geben, die Eigensinn würdigt und verteidigt?

(H) Der Kellergeist – der lange Weg raus

Herr Bader

Herr Bader hatte gerade akut psychotisch sein Studium abgebrochen, war in das schöne Haus der Eltern zurückgekehrt. Die Eltern brachten ihn zu einem Chefarzt. Doch der hatte nicht viel mehr zu bieten als Neuroleptika, und diese vor allem Nebenwirkungen. So war Herr Bader drauf und dran, der Psychiatrie endgültig den Rücken zu kehren, bevor ein tragfähiger Kontakt überhaupt entstanden war. Eher durch Zufall landete er in der Ambulanz. Ich mühte mich redlich um Kontakt, lernte ihn in ersten Gesprächen kennen, auch seine Mutter. Nur der Vater war damals noch viel zu beschäftigt, die graue Eminenz im Hintergrund.

Eigensinn oder Protest

Herr Bader kam immer unzuverlässiger und seltener. Er hatte keinen klaren Plan, wohin er wollte. Und ich, wenn ich ehrlich bin, auch nicht. Er war – damals schon – eigensinnig. Wirkte wie ein Rebell auf mich. Er stellte die Normen seines großbürgerlichen Elternhauses infrage. Mit seiner etwas obskuren Musik, mit seinen Drogenexperimenten und erst recht mit seinen Psychosen. Jetzt war er ohne jede Medikation nicht mehr akut psychotisch, wollte aber trotzdem nicht mehr ins alte Gleis zurück. Ich dachte, er braucht noch Zeit, um neue eigene passende Ziele zu bestimmen, wollte ihn aber nicht völlig unbegleitet lassen. Eine Zeit lang gelang es mir, den Kontakt zu halten. Wir trafen uns auf seinen Wunsch zu Spaziergängen außerhalb der Psychiatrie. Später waren nur noch Briefe möglich. Nur Eigensinn oder schon Protest? Oder schon der beginnende totale Rückzug. Ich schaffte es nicht, den Kontakt zu halten.

Kleiner Junge im roten Bademantel

Zwei Jahre später ein neues Lebenszeichen. Die Eltern machen sich große Sorgen wegen seines Gesundheitszustandes, vor allem aber wegen der bevorstehenden Änderung der Lebenssituation: Dem Vater steht die

Berentung bevor. Ihm werde es schwerfallen, die inzwischen entstandene Situation mit dem gleichen Großmut zu ertragen wie seine Frau. Bei einem ersten Hausbesuch im großen Wohnzimmer mit wunderschönem Blick in den Garten bekomme ich den Sohn noch gar nicht richtig zu Gesicht. Erst etwas später kann ich mir selbst ein Bild machen, was der Vater fürchtet: Herr Bader junior verbringt die meiste Zeit des Tages bzw. der Nacht im Keller, sein Rhythmus hat sich weitgehend verschoben. Er versucht, jeden Kontakt zu vermeiden oder jedenfalls auf ein Minimum zu reduzieren. Konnten die jüngere Schwester und auch der Vater ihn früher noch zu Tischtennisspielen herausfordern, wird der Rückzug nun immer totaler.

Im Bademantel an einem großen provisorischen Tisch sitzt Herr Bader vor ausgebreiteten Atlanten wie ein skurriler Privatgelehrter. Ich empfinde mich als Störer und werde auch so wahrgenommen und eher unwillig kommentiert.

Abends eine Flasche!

Der völlig verschobene Rhythmus lässt nur wenig Kontakt zu. Zu den letzten Ritualen gehört, dass sich Herr Bader von der Mutter abends eine Flasche Wein geben lässt. Mit zunehmend schlechtem Gefühl; denn die zusätzliche Alkoholproblematik ist absehbar.

Den Vater irritiert am meisten, dass immer wieder »Werte zerstört« werden. Sein Sohn beschäftigt sich damit, elektrische Geräte auseinanderzunehmen, ohne sie dann wieder zusammensetzen zu können. Ein bisschen erinnerte er mich an einen kleinen Jungen mit Erfindergeist und Spieltrieb. Gleichzeitig ist die Einsamkeit erdrückend und die Anspannung, der dann auch mal Vaters gutes Lexikon zum Opfer fiel, alarmierend.

Die Grenzen des Systems?

Einweisung nach PsychKG? Die Eltern winken ab, der Psychiatrische Dienst sei schon da gewesen und wieder gegangen: Keine akute Gefährdung. Einweisung nach Betreuungsgesetz? Es ist offensichtlich, dass die Eltern die Folgen einer solchen Aktion fürchten. Für ihren Sohn, aber auch für sich selbst. Ich frage mich, ob die Stigmatisierung in guten Wohngegenden schlimmer ist als in weniger guten. Die Eltern klammern sich an die Chance eines Auszugs auf friedlichem Weg. Ein Sozialarbeiter irgendeiner Beratungsstelle hat die Prognose gewagt, der Sohn müsse nur endlich selbstständig werden und in eine eigene Wohnung ziehen. Ich bin verblüfft über diesen simplen Rat. Der Kollege hat Herr Bader junior gar nicht kennengelernt. Ein gut gemeinter Rat, aus der Hüfte geschossen. Machen wir das öfter so?

Die Eltern haben sich an die Hoffnung geklammert und eine Wohnung bereits besorgt, als ich endlich Gelegenheit habe, den Sohn kennenzulernen. Dieser wirkt meilenweit von diesem Vorschlag entfernt. Ich frage mich, ob es immer ein Vorteil ist, genügend Geld zu haben.

Zähes Ringen

Herr Bader junior ist unwillig, in seinem Keller gestört zu werden. Obwohl ich mich ja auf unsere früheren Gespräche berufen kann und er mich durchaus wiedererkennt, reagiert er mehr als deutlich ablehnend. Ich schildere offen meinen Hintergrund. Seine Eltern haben mich gerufen, mit der Berentung des Vaters werde sich viel ändern und die Spannungen zunehmen. Das ist ihm bewusst, aber eher unwichtig. Im Moment wolle ich nur den Eltern die Entscheidung erleichtern, eine letzte Dienstreise gemeinsam zu machen. Ich wolle ihn deshalb nächste Woche noch mal allein besuchen, nur der Eltern wegen. Er ist wohl froh, dass ich nichts direkt von ihm will und mein Bedrängen gleich relativiere, und murrt irgendetwas, was man auch als Zustimmung deuten kann.

Die nächsten Male sind die Eltern verreist, die Schwester öffnet. Unsere Kellergespräche laufen zäh, manchmal etwas ergiebiger, aber nicht wirklich frei. Immerhin gelingt es, etwas Selbstverständlichkeit wachsen zu lassen. Es ist klar, dass ich wiederkomme. Ich interessiere mich für das, was er tut, begegne seiner Beschäftigung mit Achtung. Ich bringe Franzbrötchen mit für ein gemeinsames spätes Frühstück; er rührt seins in meinem Beisein nicht an. Manchmal bringe ich selbst etwas zum Puzzeln mit, damit Gesprächspausen nicht so drückend werden. Irgendwann traue ich mich, ihn nach seiner Haltung zu der bereits angemieteten Wohnung zu fragen. Ich stelle mir vor, dass sie ihm Angst macht. Ob er sich einen Auszug vorstellen könne. Seine Antwort besteht aus einem einzigen kurzen merkwürdigen Halbsatz: »Na ja, wenn die Wohnung hier vorbeikommt.« Ich denke an ein Hausboot. Klar wird: Mit diesem Halbsatz bringt er die ganze Absurdität des Vorschlags zum Ausdruck.

Rechtzeitige Überlegenheit

Als ich das nächste Mal in den Keller komme, herrscht erst Schweigen. Dann überrascht mich Herr Bader mit perfekten englischen Sätzen, versucht, mich in eine englische Konversation zu verwickeln. Als ehemaliger Schüler eines humanistischen Gymnasiums spreche ich Englisch leider nur sehr schlecht. Ich habe Angst, dass er mich aufs Glatteis führen will. Dennoch spüre ich, dass ich nicht kneifen darf; ich muss mitziehen, mich seiner Sprache bedienen. Ich versuche ein paar holprige Sätze und habe das Gefühl, mich zu blamieren. Herr Bader sieht aus, als ob er in sich hineingrient. Sein Englisch ist sehr gut. Ich hingegen spüre, dass die fremde Sprache mich zwingt, sehr einfach zu formulieren. Sätze, die ich mich auf Deutsch nicht getraut oder deren ich mich geschämt hätte, kommen mir jetzt halbwegs flüssig über die Lippen. Ich kann benennen, dass ich ihn anders erlebe als vor zwei Jahren, kann den Begriff »psychosis« benutzen, ohne das Gefühl zu haben, ihn zu erschrecken. Auch für ihn ist die Sprache fremd genug, dass er die eigenen Worte mehr abwägen muss und meine deutlich weiter vor sich hinhalten kann. Ich bin nicht so erschreckend wie befürchtet. Auch meine Hoffnung, dass er aus dem Zustand wieder herauskommen könne, dass es sich trotz seiner schlechten Erfahrungen lohnen könne, eine neue vorsichtige Medikation auszuprobieren, kann ich ausdrücken und sie mir selbst glauben.

Immer wieder geht es um die Frage, ob irgendeine Veränderung seines Zustands nötig oder gerechtfertigt sei, ob sie ihn von sich weg- oder zu sich hinführen werde. Deutlich ist zu spüren, dass es ihm um eine schwierige Balance zwischen Anpassung und Widerstand, Eigensinn und Gehorsam geht. Medikation ist für ihn der Inbegriff eines Verrats an sich selbst. Ich habe das Gefühl, seinen Zustand und sein Handeln etwas besser zu verstehen, versuche trotzdem, ihm klarzumachen, dass er auch als Rebell abgebaut habe und diese kognitiven und affektiven

Einschränkungen auch um seiner selbst willen so nicht sein müssen. Erst später wird mir klar, dass mit diesen langen Gesprächen, mit unserem zähen und ehrlichen Ringen langsam der Boden bereitet wird, nicht nur dass er bereit ist, ein paar Krümel Solian® zu nehmen, sondern auch dass diese wirken können.

Der Hamster als Vorkoster?

In einem günstigen Moment frage ich nicht, ob, sondern welches Medikament ich mitbringen solle, das alte in ganz geringer Dosis oder ein neues. Ich wolle es nur mitbringen, sodass er die Wahl habe; was er dann mache, sei seine Entscheidung. Er will das neue. Später verkneife ich mir meine Neugier und die Frage, ob er etwas eingenommen habe, will jeden Eindruck von Kontrolle vermeiden. Meine Zurückhaltung wird belohnt; er legt von sich aus dar, was mit den Tabletten geschehen sei: Eine habe er dort auf die Heizung, eine aufs Regal gelegt, zwei verkrümelt, ein paar Krümmel seien noch da vor dem Hamsterkäfig zu sehen. Ich werfe ein, dass sie als Hamsterfutter nichts taugen, dafür könne ich ihm besseres mitbringen, worauf er mich triumphierend ansieht, als habe er mich überführt und ich nun zugegeben, dass die Pillen für lebendige Wesen doch nichts taugen. Immerhin wird klar, dass der Hamster nichts bekommen hatte. Sein Tod hätte das Ende unserer Kooperation bedeutet.

Englische Medikation

Erst später frage ich mich: Was ist hier passiert? Wieso kann er auf Englisch annehmen, was auf Deutsch nicht möglich war. Vermutlich gibt es viele Erklärungen: Meine Sturheit, das langsam gewachsene Vertrauen. Entscheidend – so denke ich – war meine Schwäche. Ich war nicht mehr der Überlegene, der mit allen Wassern gewaschene Therapeut, der Agent der Eltern, der redegewandte Psychologe. Er war mir überlegen, das erlaubte, etwas anzunehmen. Er war spürbar besser, also konnte er großzügig sein. Er entdeckte trotz aller Regression seine alte Stärke, vielleicht erlaubte das ihm und mir einen kurzen Blick auf die Schwäche.

Beim nächsten Mal wirkt Herr Bader etwas freier, gesprächiger und nicht ganz so unwillig über mein Erscheinen. Wir sprechen wieder deutsch! Vor allem über seine Kunst, sich zu beschäftigen. Ob er noch Geräte brauche und ob die auch vom Sperrmüll sein dürften, um seine Eltern nicht so zu beunruhigen. Er äußert sich nicht klar, wirkt aber bei diesem Thema eher erleichtert, fast amüsiert. Mir kommt es fast so vor, als planten wir gemeinsam einen Komplott gegen die Eltern.

Aufstieg

Nach einem Kellerbesuch folgt mir Herr Bader nach oben. Gemeinsam steigen wir die Kellertreppe hinauf. In der Küche warten die Eltern, trauen ihren Augen kaum und sind überglücklich. Seit Ewigkeiten war er nicht aus dem Keller herausgekommen. Als sie ihre Freude deutlich äußern, verfinstert sich seine Miene. Er ist offenbar stinksauer. Warum? Glück auf der einen, Ärger auf der anderen Seite. Ich brauche eine Zeit, um zu begreifen, dass Herr Bader anfängt, in der Realität anzukommen: Sein Blick wird klarer, zugleich die Verzweiflung größer. Ich sehe mich als Dolmetscher, versuche, ihm zu erklären, warum sich seine Eltern freuen, welche Sorge und Liebe die Freude antreibt. Dann übersetze ich seinen Ärger und seine Verzweiflung, die jetzt viel stärker sind als im Keller, weil er jetzt mehr spürt und ahnt, was er verpasst hat und welche Anstrengungen noch auf ihn warten. Seine Probleme sind nicht gelöst, bei allem Wert des Solians®: Emotional geht es ihm schlechter. Doch er ist der Wirklichkeit näher.

Familiengespräche

Es folgen viele gemeinsame Gespräche – später zusammen mit einer Kollegin. Wir konzentrieren uns auf das aktuelle Zusammenleben, was daran am schwierigsten sei und welche Wünsche an die anderen im Vordergrund stehen. Der Austausch wird immer länger, manchmal entwickeln sich regelrechte Wortgefechte: die schlechte Ernährung des Sohnes, das zerstörte Lexikon, der vorenthaltene Autoschlüssel. Offenbar gibt es noch einiges zu klären, bevor an einen Auszug zu denken ist. Offenbar müssen die verschiedenen Enttäuschungen und Befürchtungen erst ausgesprochen werden, bevor dann auch mehr Distanz möglich wird.

Andauernder Eigensinn

Herr Bader nimmt die Medikamente, doch die eigentliche Arbeit beginnt erst. Wir ringen um den nächsten Schritt, um die Teilnahme an Angeboten der Ambulanz, um Kontakt mit anderen – um Anpassung und Widerstand. Dies Ringen dauert bis heute an. Sein Widerstand gegen alle rehabilitativen Hilfen ist verständlich und nervig; sein Eigensinn ist ein Schatz, an dem ich manchmal verzweifle und den zu heben mir nicht gelingt. Alle Beteiligten haben begriffen, was die Erkrankung kostet; die Maßstäbe der Erwartungen haben sich verändert. Mich rührt an, wie schutzbedürftig Menschen (in Psychosen) sein können. Wie existenziell das Ringen um die eigenen Grenzen sein kann – trotz Medikation. Ich bewundere Herrn Bader für seine Ausdauer. Und bewundere die Geduld der Eltern. Sie verkörpern – mit den Geschwistern – eine hohe Familienkultur. Und gleichzeitig wünsche ich auch ihnen manchmal etwas von dem Eigensinn des Sohnes.

(I) Geburtstagsmanie

Frau Kunst

Frau Kunst leidet unter einer häufig wiederkehrenden bipolaren Störung. In ihrer dicken Krankenakte ist von einer »jahreszeitlich fixierten biologisch bedingten Manie« die Rede. Seit einem halben Jahr nimmt sie an einer speziellen therapeutischen Gruppe teil. Alle Mitglieder haben mindestens eine Manie und eine Depression erlebt. Die Gleichzeitigkeit der verschiedenen Phasen soll der sehr quälenden krankheitstypischen Zeitwahrnehmungsstörung (Gefühl ewiger Verdammnis in der Depression und der Zeitlosigkeit in der Manie) entgegenwirken. Anfangs wurde eher sachlich und thematisch z.B. über Auslöser, Einfluss- und Steuerungsmöglichkeiten, Reaktionen der Angehörigen usw. gesprochen. Inzwischen sind die Inhalte persönlicher geworden: Es geht nun z.B. um Teufelskreise in der Depression, geheime Sehnsüchte in der Manie und um den Versuch, durch die Integration von nicht gelebten Anteilen Depression und Manie das Wasser abzugraben.

Frau Kunst traut sich inzwischen, ihre persönlichen Erlebnisse in den Mittelpunkt zu stellen und die Gruppe insgesamt um ihre Meinung und ihr Mitgefühl zu bitten. Seit vier Jahren ist sie regelmäßig an ihrem Geburtstag manisch geworden. Mit deutlichen materiellen und sozialen Schäden, folgender Depression und massiven Selbstzweifeln. Ihre Familie, ihr Mann und ihre zwei relativ kleinen Kinder halten zu ihr. Dennoch macht sich Frau Kunst große Sorgen um deren Belastbarkeit und möchte gerne verstehen, welcher Teufel sie reitet. Oder ob sie sich damit abfinden muss, dass ihre Biologie trotz Medikation jedes Jahr mindestens einmal Kapriolen schlägt.

Beispiel aus der Gruppentherapie

Bisher ist Frau Kunst regelhaft jährlich im Juni erkrankt. Es ist April. Die Gruppe interessiert sich, ob »sie schon etwas spürt«. – »Nein.« – »Was passiert denn sonst noch im Juni, außer der Manie?« – »Na ja, ich habe Geburtstag, aber das war schon immer so, auch vor der Manie.« – »Und wie feierst du deinen Geburtstag?« – »Wie jeder andere auch. Ich lade meiner Freunde und meine Familie ein.«

Frau Kunst ist verheiratet, hat zwei Kinder im Alter von sieben und neun Jahren. Die Eltern aus Süddeutschland kommen regelmäßig zu den Feiertagen, auch um die Enkelkinder zu sehen. Für Frau Kunst ist das alles selbstverständlich. In der Gruppe gibt es Nachfragen: »Wie kann das denn gehen, gleichzeitig mit Freunden und Familie zu feiern?« – »Kein Problem.« – »Und wie schaffst du die Vorbereitung?« – »Meine Mutter hilft mir.« Die Gruppe fragt nach. Es stellt sich heraus, dass die Eltern extra früher kommen, um bei der Vorbereitung zu helfen. Die Mutter bringt viel Elan mit, hat genaue Vorstellungen, wie so eine Feier aussehen sollte. Die Tochter ist erst dankbar, fühlt sich dann aber übergangen. Sie beginnt, sich gegen die Vorgaben zu wehren, will selbst bestimmen. Dafür muss sie aus der Defensive und Depression herauskommen und Kräftereserven mobilisieren. Frau Kunst entwickelt immer extravagantere Vorstellungen und immer mehr Energien, diese zu realisieren. Sie »spielt die Mutter locker gegen die Wand«. Diese steckt zurück, doch ihre Tochter ist nicht mehr zu halten. Das Fest soll großartig werden. Doch Frau Kunst verausgabt sich zu sehr. Die Flucht nach vorne hat sie mitgerissen. Am Ende gibt es beschämende Auftritte, schockierte Gäste, bittere Vorwürfe. Die Realität der Manie hat Frau Kunst eingeholt. Pünktlich im Juni. Die Erkrankung besänftigt die Gemüter. Die Eltern fühlen mit, sorgen sich um die Enkel und versprechen, im nächsten Juni noch etwas früher zu kommen, damit das Fest dann besser gelingt.

Eine tragikomische Geschichte? Bittere Realität mit viel Verzweiflung. Die Gruppe ist beeindruckt, rät dringend, die Eltern diesmal später einzuladen. Frau Kunst winkt ab. Das gehe auf keinen Fall, den Konflikt würde sie nicht durchstehen, dann höchstens eben schon im Mai manisch werden. Einige Gruppenmitglieder geben nicht nach. Zum Glück zieht der Ehemann mit. Das Telefonat mit der Mutter wird im Rollenspiel geübt. Frau Kunst setzt das Geübte um: Die Eltern sind wie erwartet tief beleidigt, fügen sich aber in ihr Schicksal.

Das Fest verläuft unspektakulär. Die Eltern kommen 14 Tage später. Im Nachhinein sind sie zufrieden; es bleibe so viel mehr Zeit mit den

Enkeln. Frau Kunst wird nicht manisch, vor, während und nach dem Fest, das ganze Jahr nicht.

Kleine Änderung mit großer Wirkung

Was ist passiert? Ein alltäglicher Konflikt, durch die Erkrankung zugespitzt. Eine banale Intervention, keine tief gehende Aufarbeitung, eher eine Besinnung auf eigene Wünsche und Maßstäbe. Mich beeindruckt, wie geduldig und ausdauernd die Gruppe agiert, wie einfühlbar der auslösende Konflikt ist und wie banal die auflösende Intervention. Die lebensnahe Alltäglichkeit der Zusammenhänge lässt zugleich schmunzeln über die Großartigkeit mancher professioneller Theorien. Wäre Frau Kunst wieder manisch geworden, wäre das für viele ein Beleg für die biologische Eigendynamik der Manie gewesen, die psychotherapeutisch eben doch nicht korrigierbar ist. Ganz offensichtlich gibt es nicht nur eine biologische, sondern auch eine innere und eine soziale Eigendynamik, die den Krankheitsverlauf wesentlich mitbestimmen. Und entsprechend sind medizinische Interventionen allein häufig unzureichend.

(J) Warum sollte ich mir mein Vertrauen stehlen lassen?

Aus einem Brief von Frau Wöhler

»Der andere Grund, warum ich Ihnen schreiben wollte, ist, um Ihnen zu erzählen, dass es mir besser geht, seitdem ich keine therapeutischen Versuche mehr mache. Ich glaube, es hat mich geschwächt, die Sehnsucht, dass mir jemand hilft, dass ich mal nicht so allein bin, dass ich mir gewünscht habe, wünsche, nur für Momente möge jemand anders stärker sein, mich beschützen vor den Welten, vor den Stimmen. Gleichzeitig aber konnte ich nichts für mich abgeben oder annehmen. Ich war in einem unerträglichen Spannungszustand zwischen autonom bleiben wollen, Hilfe ersehnen, Schutz wünschen und dadurch schwach werden. In meinem Leben ist es vielleicht so, dass ich akzeptieren muss, dass mir Hilfe nicht guttut, die ich nicht annehmen kann. Wirklich verändert hat sich mein Leben durch die Liebe, tatsächlich Liebe, zu Heezel, meinem Schaf (einem Stofftier).

Auszehrende Therapeuten

Ich möchte Ihnen vor allem sagen, dass es mir besser geht und dass ich öfter an Sie denke mit einem guten Gefühl, weil Sie nichts von mir wollten. Obwohl es scheinbar immer umgekehrt war und ich vielleicht als ›Nimmersatt‹ erschien, habe ich therapeutische Beziehungen in und auch vor der Ambulanz sehr oft als auszehrend erlebt. Therapeuten in ihrem Bedürfnis, sich selbst zu helfen, indem sie Vertrauen stehlen und sich im Erfolg gut fühlen, finde ich auch ziemlich auszehrend. Natürlich sind solche Beziehungen immer beides, ist ja auch gut so. ... Ich löse irgendetwas in bestimmten Menschen aus, wo sie sich dann selbst überfordern, das nehmen sie mir dann übel und lassen mich stehen, wenn es sich nicht mehr lohnt, zu schwer wird. Man übernimmt Verantwortung, wenn man Menschen aus ihrer Ecke holt – das wusste schon ›der kleine Prinz‹. Natürlich hatte auch ich meinen Teil daran, mit meiner großen

Sehnsucht nach Schutz, aber wenigstens habe ich das erkannt und meinen Teil verweigere ich – auch zu meinem Schutz.«

Gut, dass Sie nichts von mir wollten ...

Dieser Brief hat mich fasziniert. Mit wenigen Sätzen hält Frau Wöhler uns Psychotherapeuten einen Spiegel vor, weist uns auf unsere schädlichen Nebenwirkungen hin, die jede Hilfe haben kann, nicht nur die medikamentöse. Ich wiederhole einige Kernsätze komprimiert: »Es geht mir besser, seit ich keine therapeutischen Versuche mehr mache. ... Die Sehnsucht, dass mir jemand hilft, hat mich geschwächt. ... Die Spannung zwischen den Wünschen, autonom zu sein und sich schwach zeigen zu dürfen, wurde unerträglich. ... Therapeuten stehlen Vertrauen, um sich im Erfolg gut zu fühlen. Ich erschien als ›Nimmersatt‹ und erlebte die Therapeuten dennoch als auszehrend. Viele Therapeuten leugnen das Ausmaß ihrer Verantwortung. Wenn ich also Therapie verweigere, dann zu meinem inneren Schutz. Ein gutes Gefühl hatte ich, weil Sie nichts von mir wollten – auch keine Veränderung! Wirklich verändern kann nur die Liebe.«

Als Frau Wöhler in die Ambulanz kam, hatte sie eine lange Missbrauchsgeschichte hinter sich, die sie zeitweilig immer noch einholte – unter anderem in Gestalt von unangenehmen Gerichtsterminen. Sie war etwa dreißig Jahre alt, groß gewachsen und stark abgemagert. In ihren zeitweilig massiven Angstzuständen bewegte sie sich nur äußerst vorsichtig an den Wänden des Krankenhausflures entlang. Ihre akustischen Halluzinationen spielten schon bald keine große Rolle mehr, obwohl sie jegliche Medikation ablehnte.

Im Vordergrund der psychotherapeutischen Arbeit stand von Anfang an ein tief empfundenes Ringen um Vertrauen, eine existenzielle Ambivalenz zwischen den Wünschen nach Anlehnung und Abgrenzung, Nähe und Distanz, sich öffnen und sich verschließen. Viele Termine verliefen schweigend oder nur mit wenigen Worten und enthielten vor allem die stumme Frage, ob wir bereit sind, das Leid mitzutragen, sie als Leidende zu ertragen, ohne Druck zu machen. Veränderung ist bedrohlich.

Das schwarze Schaf

Eine Kollegin, Fachkrankenschwester und Tanztherapeutin, beherrschte die Kunst der liebevollen geduldigen Begleitung am besten. An sie konnte sich Frau Wöhler am ehesten anlehnen, und nur von ihr konnte sie sich später nach mehreren Jahren auch lösen und verabschieden – nicht ohne ein Gefühl von Unzulänglichkeit zu hinterlassen. Immerhin besser, als dass sie es mitnahm. Von ihr konnte sie als Abschiedsgeschenk und quasi »Übergangsobjekt« für einen geplanten Wanderurlaub besagtes Stofftier annehmen. Alle verfügbare Liebe konzentriert sich seitdem auf ein kleines schwarzes Schaf und vergrößert den ihr möglichen Rahmen in der Welt.

(K) Die Behandlung vor der Behandlung

Herr Hess

Die Eltern sind beide Lehrer, die Mutter tags, der Vater abends. In den ersten Jahren nach der Geburt von Herrn Hess ist vor allem der Vater zu Hause. Der ältere Bruder gerät auf die schiefe Bahn, drangsaliert Herrn Hess schon in jüngeren Jahren und verlässt dann mit 17 Jahren die Familie. Kurze Zeit später stirbt sein bester Freund; die Gründe erfährt er nicht. Die Intensivstation verweigert ihm als Nichtverwandten den Zutritt. Er zieht sich zurück, entwickelt Ängste, später Halluzinationen. Der Cannabiskonsum nimmt zu und er bricht schließlich die Schule ab. Die Wahnvorstellungen werden dichter. Alle Welt ist verbunden.

Molekulare Ernährung durch den geschlossenen Kühlschrank

Seine Fantasien, Pläne und Wahnvorstellungen drehen sich oft um das Thema Ernährung. Die vorgestellte Möglichkeit, sich »molekular« durch die geschlossene Kühlschranktür zu ernähren, fasziniert und beflügelt ihn. Gesellschaftskritische Aspekte und eine sehr besondere Sicht auf Ursache und Wirkung lassen zum Teil bedrohliche Szenarien entstehen. Die digitale Welt, ein gemeinsames Interesse von Vater und Sohn, gewährt erst Schutz, wird dann aber selbst Teil des Wahns. Er sucht bei seinen Eltern Zuflucht. Die gemeinsame Wohnung wird aber gleichzeitig zum Gefängnis, das nur mit Ängsten zu verlassen ist. Mit zwanzig Jahren wird die Wohnung des Bruders frei. Der Einzug dort schafft keine wirkliche Ablösung. Bis auf ein paar alte Kifferkontakte bleiben die Eltern der einzige Bezug – mit hohem Engagement, großer Präsenz, einer beeindruckenden Bereitschaft, mitzuleiden, und einer kritischen Distanz zu rein medizinischen Interpretationen und Lösungen des komplexen Problems ihres Sohnes. Ohnehin lehnt dieser jeden Kontakt zu Ärztinnen und Ärzten oder sonstigen Personen aus der Psychiatrie ab.

Die Not der Eltern

In einer Angehörigengruppe wird zumindest die Not der Eltern sichtbar. Ein Kollege und eine Kollegin machen mehrere Hausbesuche, die meisten kommen nur durch Vermittlung und in Anwesenheit des Vaters zustande. Herr Hess hält sich »bedeckt«. Nein, es gibt keinen Handlungsbedarf. Hinter einer allumfassenden Welt hat jeder seinen Platz. Seine Ausführungen sind beeindruckend gespickt mit philosophischen Andeutungen, aber gekennzeichnet von der spürbaren Angst, sich zu bewegen. Nein, Medikamente, nehme er auf gar keinen Fall. Im ganzen Leben habe er nur ein einziges Mal Pillen gebraucht, damals ein Schlafmittel. Die Eltern scheinen noch tragfähig, eine Veränderung ist nicht in Sicht. Fehlt uns der ganz lange Atem? Oder war es für jedes weitere Vertrauen notwendig, die subjektive Realität erst einmal anzuerkennen? Der Kontakt bricht ab.

Zuspitzung

Ein Jahr später rufen die Eltern, die zeitweilig am Psychoseseminar teilnehmen, erneut an. Ein aktueller Vorfall macht ihnen Angst: Ihr Sohn hat unter Cannabiseinfluss oder ohne längere Zeit verloren vor einem Geschäft gestanden und war dadurch zwei Polizisten aufgefallen. Als er nicht »adäquat« reagieren konnte, kam es zu einer gewaltsamen »Gewahrsamnahme«. Erneute Ängste. Herr Hess geht kaum noch raus, mag seine eigene Wohnung nicht mehr betreten.

Ich sage erneut zu, den Kontakt aktiv herzustellen. Bei meinem ersten Besuch ist Herr Hess allein, er macht trotzdem auf. Mein Glück? Ich höre ihm zu, lasse mich von seinen gewagten kognitiven Konstruktionen beeindrucken, versuche, seine Gefühle zu spüren, die dahinterliegen. Die aktuelle Erfahrung mit der Polizei erleichtert den Zugang zur eigenen Angst. In keiner Weise dränge ich auf Konsequenzen, begnüge mich, die Beziehung herzustellen, verabrede weitere Besuche. Irgendwie bekommen wir einen Draht.

Dann ein weiterer Vorfall: Herr Hess hatte es geschafft, die Wohnung der Eltern zu verlassen, aus welchem Grund auch immer. Doch er kommt ohne Schuhe und Unterhosen zurück. Die Kleidung, die er an seinem Leib trug, hatte er nach und nach abgelegt. Hemd und Hose sind wieder einzusammeln; die damit verbundenen Gefühle kaum. Die Erde brannte. Die Schuhe klebten. Die Kleidung wurde lästig. Die Natur allein lebte. Wir sprechen über die Natur, den Unterschied von Mensch und Tier (bezüglich Kleidung) und die Komplexität unseres Daseins und endlich auch über Angst.

Beide Vorfälle zusammen lassen mich durchdringen: Wenn die Realität sich unserem Zugriff entzieht (drohende Polizisten, brennende Erde), bleibt vielleicht nur Selbstschutz. Informationen abfangen, filtern. So, wie es der Sonnenbrille egal ist, woher das Licht kommt, ist es den Medikamenten egal, woher die Angst kommt – ob von innen oder außen.

Gift und Gegengift

Ich sage zu, dass wir auf jedem Fall weiter über die Komplexität der Welt und die Vielfalt der Wahrnehmungen sprechen. Ich versichere ihm, dass ich keinen Grund habe, an seinen Wahrnehmungen zu zweifeln. Entscheidend sei jetzt, wie er sie aushält. Als Herr Hess weiter jede Medikation als naturfremden Einfluss ablehnt, werde ich offensiver: Erstens sei die Natur voll von Giften und Gegengiften. Und zweitens sei sein Drogenkonsum der Beweis, dass er sich selbst nicht ernst nimmt. Er wird unsicher, gibt aber nicht nach.

Herr Hess bleibt seinem Leiden treu und mir gegenüber in einer bequemen abwartenden Position. Ich besuche ihn – mit einigem Aufwand. Er lässt es zu – mehr aber auch nicht. Diese Situation mache ich zum Thema, schlage ihm abwechselnde Treffen in der Wohnung der Eltern und bei mir in der Ambulanz vor. Ich will nicht nur Energien sparen, um länger durchzuhalten, sondern hoffe auch auf die Dynamik weiterer sozialer Kontakte, wenn er in die Ambulanz kommt. Intuitiv will ich wohl zeigen, dass die Räumlichkeit mich nicht bindet, dass Veränderung möglich ist. Zu meinem Erstaunen sagt er zu. Das nächste Treffen in der Ambulanz kommt trotzdem nur zustande, weil der Vater ihn bringt. Auch gut.

Überzeugend durch eigene Erfahrung?

Dann eine ungeplante Zäsur. Wegen einer eigenen Erkrankung falle ich vier Wochen aus, so lange wie nie zuvor. In einer akuten Kreislaufkrise fühle ich mich in ambulanter Behandlung nicht mehr sicher genug, komme mit hohen Blutdruckwerten sogar kurz auf eine Akutstation. Im Nachhinein bin ich überrascht, wie sehr mich die medizinische Kompetenz dort beruhigen kann. Die stationäre Aufnahme entlastet mich. Diese Erfahrung muss meine Überzeugungskraft gestärkt haben. Beim nächsten Termin lobe ich Herrn Hess noch einmal sehr, dass er inzwischen bereitwillig kommt oder sich zumindest bringen lässt. Ich kenne inzwischen seine Bewaffnung – eine Spielzeugpistole – und seine Theorien. Nun mache ich einen eingreifenden Vorschlag. Herr Hess möge vier Wochen auf seinen Cannabiskonsum verzichten und dafür ein von mir verordnetes Ersatzpräparat nehmen. Er möge sich, um das Experiment abzusichern, für vier Wochen auf eine Station aufnehmen lassen. Ich sage ihm zu, weiter als sein Therapeut und Gesprächspartner zu fungieren. Ich versichere ihm, dass er nach den vier Wochen selbst wählen kann: weiter so oder zurück zum Cannabis. Mit dem Unterschied, dass er sich dann überhaupt zwischen zwei Möglichkeiten entscheiden könne, die er jetzt nicht kennt.

Es ist nicht das erste Mal, dass wir darüber sprechen, auch nicht das erste Mal, dass ich massiver werde. Meine eigene Erfahrung, die ich offen berichte, macht mich überzeugender. Herr Hess willigt ein. Er spielt nur noch ein bisschen auf Zeit. Er müsse noch einige Sachen einpacken. Zwei Tage später ist das eigentlich zugesagte Bett schon wieder vergeben, dennoch gelingt das Unwahrscheinliche.

Eigenwillig auf Station

Das etwas später bezogene Zimmer ist schnell so geprägt und beschlagnahmt, dass keiner auf die Idee kommt, hier könne noch jemand anderes irgendwo ein Bett haben. Obskure Zeitschriften über den Boden verstreut, eine symbolische Barriere von Bildern an einer Leine quer durch das Zimmer gehängt. Die Großzügigkeit der Station beeindruckt uns beide.

Das Experiment verläuft weiterhin eigenwillig. Herr Hess ist sehr selten auf Station und besucht mich in der Ambulanz häufiger, als ich Zeit habe. Kontakte zu Mitpatientinnen und -patienten auf Station lassen sich trotzdem nicht vermeiden. Herr Hess schränkt den Cannabiskonsum nur mäßig ein, nimmt die verschriebenen Medikamente »eher behutsam«. Trotzdem verändert er sich. Die neue Umgebung hat eine Wirkung, die Chemie bewirkt ihren Teil. Seine Äußerungen werden realistischer, ohne dass seine Fantasien verloren gehen. Seine Berichte vom Bruder und Freund werden konkreter. Selbst eigene Pläne für die Zukunft sind nicht mehr tabu, allerdings weiter sehr vage.

Dass ich zwei Wochen im Urlaub bin, nimmt Herr Hess dann zum Anlass für die Entlassung. Doch die vereinbarten vier Wochen sind auch herum. Das Experiment ist abgeschlossen. Und nun?

Perspektive

Herr Hess braucht noch einige Umwege. Die Medikation wird immer wieder abgesetzt. Doch die therapeutische Beziehung hält. Die personelle Kontinuität während des kurzen stationären Aufenthalts hat sich gelohnt. Erst Kunsttherapie, später dann arbeitstherapeutische Einsätze verschaffen Erfolgserlebnisse, machen so viel Mut, dass Herr Hess sich entschließt, die abgebrochene Schulausbildung zu beenden. Er ist selbst überrascht, dass es ihm mit jahrelanger Verzögerung gelingt, an sein altes Leben anzuknüpfen.

(L) Widerstand gegen die Norm – von der Krankheit lernen

Aus einem Brief von Jutta Jentges

»Manchmal resigniere ich fast, weil ich die Einseitigkeit in der Bewertung der bipolaren Störung, allein vom Stoffwechsel her, nicht mehr ertrage. Bei Psychiatern, Patienten und Angehörigen spüre ich eine Angst und eine Tablettengläubigkeit, die mich auf die Palme bringt. Teilweise herrschen eine Fantasielosigkeit, Unlogik und Dummheit, die schwer auszuhalten sind und denen ich nur dadurch begegne, dass ich mich in meinem Leben von diesen Denkmustern verabschiede, seit Mai 1998 ohne Tabletten lebe und seitdem das Gefühl habe, Manien und Depressionen nicht mehr so unterworfen zu sein wie früher mit der täglichen Dosis von Lithium, Timonil®, Decentan® und Neurocil®. Früher hatte ich alle halben Jahre solche Manien, dass man mich in die Klinik brachte. Nun habe ich über drei Jahre ohne manische Psychose und ohne Klinikaufenthalt gelebt. Dieses Jahr hatte ich einen Kurzaufenthalt von zwei Wochen, lebe aber seit August wieder tablettenfrei.

Zutrauen hilft

Für mich ist wichtig, dass mein Freund mich darin unterstützt, ohne Tabletten zu leben, indem er es mir zutraut, keine Angst hat, wenn ich mal stiller oder intensiver in meinem Verhalten bin. Er glaubt eher an meine Gesundheit als an meine Krankheit. Er legt auf mein Verhalten nie das Etikett ›manisch‹ oder ›depressiv‹. Ich versuche, es mir auch mehr und mehr abzugewöhnen.

Nach 15 Klinikaufenthalten zwischen 1983 und 1998 und 15 Jahren Psychopharmaka, schaffe ich es nun endlich besser das umzusetzen und zu leben im Alltag, was ich längst weiß, was ich brauche, wie ich leben kann, ohne Manien als Befreiungsschlag zu entwickeln. Nach Tagen mit viel Außenkontakten in der Öffentlichkeit und Ausstellungen, brauche ich absolute Ruhetage, an denen ich nur zu Hause bin, den Haushalt mache und ruhige Spaziergänge unternehme, keine Menschen spreche und keine neuen Termine habe. Die wackelnde Seele kommt zur Ruhe, auch ohne Tabletten.

Als ich noch Tabletten nahm, achtete ich weniger auf mich und darauf, wie ich meinen Alltag gestalte. Ich mutete mir immer weiter zu viel zu und erhöhte einfach die Tablettendosis, statt für Ruhe zu sorgen. Die Psychose kam dennoch.

Die Entdeckung der Langsamkeit

Heute weiß ich, dass Tabletten meine Probleme nicht lösen, sondern dass ich dafür sorgen muss, meinen Alltag so zu strukturieren, dass ich jede Woche Tage und Nischen finde, reizarme Zonen. Ich bringe trotzdem etwas zustande. Ich lerne, dazu zu stehen, wie ich bin. Ich orientiere mich nicht mehr so sehr daran, wie andere leben, was die schaffen, sondern entlaste mich selbst von dem Druck, permanent etwas Besonderes leisten zu müssen. Ein Freund hilft mir dabei sehr, indem er mir sagt: ›Mach langsam, mach dir einen ruhigen Tag.‹ Er setzt mich nicht unter Druck. Ich brauche immer wieder in der hektischen Zeit jemanden, der mir erlaubt, langsam zu sein, nach meinem Tempo zu leben. Tagtäglich muss ich Widerstand gegen die kleinen Monster in mir leisten, die mit der Peitsche dastehen und mich in den blinden Aktionismus treiben wollen, an dessen Ende jedes Mal Psychose und Klinik stehen. Widerstand leisten gegen die Norm, die ja heute alle umtreibt, bis irgendwann der große Knall ansteht.

Mitbehandlung der Angehörigen?

Leider werden in den Psychiatrien Partner und Angehörige nicht »mitbehandelt«, und das Umfeld ist oft nicht bereit, auch etwas zu lernen. Häufig verhalten sich Angehörige ziemlich ›schizophren‹; sie werden geschont zulasten des Kranken, der die Tabletten eigentlich eher der Umwelt zuliebe schluckt, als dass sie ihm wirklich helfen. Keinen scheint zu interessieren, was zur Verbesserung der ›Krankheit‹ wirklich beiträgt.

Dauermedikation als Gefangenschaft

Zum Abschluss meine These: Psychopharmaka verstärken und verfestigen die manisch-depressive Struktur, wenn sie als Dauermedikation eingesetzt werden. Sie treiben geradezu hinein und halten dich gefangen, weil sie dich permanent blockieren, und irgendwann hast du dann genug davon, mit dieser depressiv stimmenden Blockade, mit angezogener Handbremse zu leben. Du entwickelst viel stärkere Manien als ohne Tabletten, weil du das von den Tabletten unterdrückte Leben endlich rauslassen willst und das auch musst, um wieder ganz zu sein. Du durchbrichst und zerreißt den Tablettennebel, die Tablettenwand mit ungeheurer Wut, Wucht und Energie. Du hast die Schnauze voll, auf der Welt zu sein und tagtäglich deine Möglichkeiten von Tabletten unterdrückt zu wissen.

Du willst endlich leben, nichts weiter, und du übertreibst es dementsprechend, da du dich entschädigen musst für die lange Zeit, wo du alles fein säuberlich mit Unmengen Tabletten unterdrückt hast.

Nehmen wie es kommt

Seit ich ohne Tabletten lebe, vermischen sich die Stimmungen viel mehr als bei anderen Menschen. Es gibt einfach gute Tage und weniger gute, gute Stimmungen, Stunden und weniger gute. Es einfach nehmen und annehmen, wie es kommt. Ich akzeptiere auch, dass ich eben ein nachdenklicher, grüblerischer Charakter bin und mich mit meinen melancholischen Stimmungen anfreunde, male, schreibe und sie dadurch anhalte, manchmal sogar mag. Eine Krankheit ist doch nichts Statistisches. Ich habe eine Veranlagung, die in die Krise führte. Und wenn ich lerne, meine Veranlagung mit meiner Lebensplanung in Einklang zu bringen, dann entwachse ich dem Gefängnis dieser Krankheit und nehme mein So-Sein nicht mehr als Einschränkung, sondern als Bereicherung wahr, weil ich mir Aufgaben suche, die mir entsprechen, weil ich nicht mehr gegen mich lebe, sondern mit mir einverstanden bin. Immer weniger brauche ich die Psychose, die ja nur ein Fluchtweg ist, den meine Seele sucht, weil ihr ein Leben aufgezwungen wurde, dem sie nicht standhält.

Täter sein, nicht Opfer

Also gilt es, sich nicht nur als Opfer seiner Erkrankung zu sehen, sondern sie als etwas zu begreifen, das ich rufen und wegschicken kann. Ja, ich rufe in Bedrängnis die Psychose zu Hilfe. Sie sucht mich nicht heim. Wieso lasse ich es immer wieder zu, mich in solcher Bedrängnis zu finden, dass ich nur noch psychotisch reagieren kann? Wieso reduziere ich den Druck nicht rechtzeitig? Wieso steuere ich immer wieder Situationen an, die mich zerlegen? Wieso richte ich mir mein Leben nicht so ein, dass ich darin Raum habe? Wieso will ich keine Verantwortung für mich übernehmen, sondern gebe sie an Ärzte ab und schlucke Tabletten, obwohl sie mich letztendlich doch gar nicht vom Leid befreien?«

Wahnsinnsfrau

Jutta Jentges kenne ich seit dem Weltkongress für soziale Psychiatrie »Abschied von Babylon – Verständigung über Grenzen in der Psychiatrie«, der 1994 in Hamburg stattgefunden hat. Sie gestaltete als Künstlerin das Eröffnungssymposium und war in mehreren Ausstellungen präsent. Seitdem haben wir einige Briefe gewechselt. Außerdem kenne ich das sehr beeindruckende Porträt des Senders Arte von ihr unter dem Titel »Wahnsinnsfrauen«. In diesem Video zeigt sie ihre sehr ausdrucksvolle Art, zu malen, und skizziert dabei wichtige Stationen ihres Lebens:

- die strenge religiöse Erziehung,
- den frühen Tod des Vaters und den Anspruch an sich selbst, »Musterkind« zu sein und die Mutter nun erst recht nicht mehr zu belasten,
- das Entdecken des Malens als Ausdrucksmittel und Garant für Anerkennung,
- das »Auslassen der Pubertät«,
- die verborgenen Stimmungsschwankungen der Schulzeit,
- die Flucht nach vorne aus religiöser Enge in die vermeintliche Freiheit des Kunststudiums,
- die »Rolle rückwärts« in eine strenge Pfingstgemeinde, die sie zwingt, eine langjährige Freundschaft und das Kunststudium aufzugeben; sie verbrennt die eigenen Bilder.

- In der folgenden Depression fehlen die Ressourcen des Malens. Es bleibt nur der Weg in die Psychiatrie.
- In immer schnellerem Rhythmus folgen depressive, manische und psychotische Phasen. Die jeweilige Akutmedikation erlebt sie nur als Beschleuniger.

Irgendwann sei es ihr gelungen, längere Zeit stabil zu bleiben. Eine neue Liebe und ihre künstlerische Tätigkeit haben ihr Selbstbewusstsein gestärkt. Nicht eine bestimmte Medikation oder Therapie, ihre innere Kraft sei entscheidend.

Jutta Jentges hat mir diesen Text vor einiger Zeit geschickt. Er ist persönlich und nicht einfach zu verallgemeinern. Er trifft Aussagen für die damalige Zeit. Zugleich ist er ein beeindruckendes Plädoyer, Verantwortung zu übernehmen und sich nicht nur als Opfer zu begreifen.

Jutta Jentges *stellte nach Abschluss des Studiums 1987 an der Akademie der Bildenden Künste in Nürnberg u. a. in Fürth, Bielefeld, Leipzig, Hamburg und 1999 im Goethe Institut Sydney aus.*

(M) Fremde Stimmen – eigene Botschaften

Frau Abel

Frau Abel gilt als hoch begabte und ehrgeizige Schülerin. Sie wechselt die Schule, überspringt eine Klasse. In dieser besonderen Stresssituation hört sie Stimmen, die sie wegen geringfügiger Leistungseinbußen beschimpfen. Sie ist erschrocken und empört, kämpft mit allen Mitteln gegen die Stimmen an. Sie versucht, sie zu ignorieren, versucht verbissen, trotz der Störungen in der Schule mitzuhalten. Als die Stimmen eher lauten werden, gerät sie in Panik, offenbart sich ihrer Mutter. Gemeinsam suchen sie Hilfe. In der Psychiatrie diagnostiziert eine Ärztin voreilig eine Schizophrenie, verspricht rasche Hilfe. Doch die verabreichten Medikamente helfen wenig. Die Stimmen nehmen eher zu an Lautstärke, Anzahl und Brisanz. Frau Abel unternimmt einen ernsthaften Suizidversuch. Die medikamentösen Interventionen werden massiver. Ohne Erfolg. Die Stimmen werden stärker und lauter, je mehr sie bekämpft werden.

Nach einer längeren Odyssee lernt erst die Mutter, dann auch Frau Abel das Netzwerk Stimmenhören kennen. Stimmenhörerinnen und Stimmenhörer, Angehörige und erfahrene Therapeutinnen und Therapeuten haben hier eine bestimmte Kultur im Umgang mit Stimmen entwickelt, die sowohl in konkreten Gruppen angewandt als auch in Aufklärungs- und Fortbildungsprojekten propagiert wird. Diese internationale Bewegung startete in den Niederlanden (Romme, Escher 1989), zeitgleich mit den Psychoseseminaren in Deutschland und mit ähnlicher Intention.

Die Stimmen ernst nehmen

In trialogischen Gesprächsgruppen des Netzwerks lernt Frau Abel zum ersten Mal, die Stimmen ernst zu nehmen. Sie ist entlastet, mit den Stimmen nicht mehr allein zu sein. Unterstützt von den anderen beginnt sie zu fragen, warum gerade sie Stimmen hört, warum diese gerade zu diesem Zeitpunkt erschienen und welche Botschaft sie wohl haben könnten. Etwas Merkwürdiges passiert: Je mehr sie sich inhaltlich für deren Botschaft interessiert, desto freundlicher werden die Stimmen. Je angstfreier sie mit den Stimmen umgeht, desto weniger furchterregend sind sie.

Mittlerweile ist Frau Abel überzeugt, dass die Stimmen notwendig waren, um sie von ihrem Ehrgeiz zu heilen. Sie hat ihre schulischen Ziele reduziert, ist in ihre alte Klassengemeinschaft zurückgekehrt. Diese Korrektur entsprach ihren Bedürfnissen und befriedete die Stimmen. Im Nachhinein kann sie dem Ganzen einen Sinn abgewinnen, und eben diese Haltung hat die Stimmen nachhaltig beeinflusst. Sie sind manchmal noch zu hören – aber eher als wohlwollende Begleiter.

(N) Mein Job als Schönheitsberater

Herr Rahn

Herr Rahn ist 26 Jahre alt, lebt allein in einer Eigentumswohnung seiner relativ wohlhabenden Eltern, die diese besorgt haben und auch eigenhändig pflegen, um seine soziale Existenz zu sichern. Er hat Philosophie studiert, nach der Ablehnung seiner Doktorarbeit haben sich seine paranoid-halluzinatorischen Vorstellungen verdichtet. Er hört Stimmen, konsumiert Cannabis, führt einen teils real begründeten teils, wahnhaft besetzten einsamen Kampf gegen einen Professor.

Gesichtsoperation?

Ansonsten lebt er isoliert und (ohne Hilfe der Eltern) verwahrlosend. Die einzige Person, die er noch von sich aus besucht, ist seine Großmutter; doch die wird körperlich immer hinfälliger. Weitere Kontakte meidet Herr Rahn, weil sein Gesicht verunstaltet sei. Er drängt seine Eltern, ihm eine Gesichtsoperation zu finanzieren. Jeden Kontakt zur Psychiatrie oder zu anderen Hilfsangeboten lehnt er mit einem intelligenten Zynismus und einer nach wie vor brillanten Rhetorik ab.

Die Eltern haben sich über das Hamburger Psychoseseminar ein ungefähres Bild der Erkrankung machen können und sich dann an die Ambulanz gewandt. Nach vergeblichen Einladungen an den Sohn zu einzelnen oder gemeinsamen Gesprächen, lässt sich die Mutter vom Sohn zu einer halben Zusage der gewünschten OP überreden. In dieser Situation kommen wir im Team nach kontroverser Diskussion zu der Entscheidung, gegenüber Eltern und Sohn zu behaupten, dass eine solche Operation ohne Gesundheitsprüfung strafbar sei. Ich biete an, diese Rolle zu übernehmen. Zu einem gemeinsamen Klärungsgespräch der ganzen Familie kommt Herr Rahn erst ganz am Schluss. Er ist bereit, mich in der Funktion eines Gutachters für die aus seiner Sicht notwendige Operation anzunehmen. Auf diese Weise kommt ein erster Kontakt mit ihm zustande und ich habe einen Job als Schönheitsgutachter.

Ich erlebe einen blitzgescheiten, gekränkt-zynischen Menschen, der einen zu Disputen geradezu verlockt, dabei seine eigenen Wahrnehmungen geschickt verteidigt. Ich beschränke mich auf die Wahrnehmung seiner Einsamkeit und versuche mich in eine Kette von verpassten Chancen einzufühlen. Herr Rahn versteht dies zunächst als Bestätigung seines Wunsches nach einer Gesichtsoperation; doch allmählich gelingt es, seine gut nachfühlbaren Erlebnisse auch ohne diesen Bezug zu thematisieren. Nach drei Gesprächen kann ich ihn dann mit einer eher paradoxen Intervention etwas aus der Reserve locken: Mit dem Hinweis auf sein Gesicht habe er eine einfache Begründung für all seine Not gefunden. Er meint etwas kryptisch, dass er sich hinter seinem Gesicht verstecke. Vor allem verstehe ich seinen Wunsch nach der OP als einen Wunsch nach Veränderung. Anfangs hält sich Herr Rahn vor oder nach unseren Gesprächen noch im Bereich des offenen Treffs auf; in diesem niedrigschwelligen Bereich können sich Patientinnen und Patienten auch ohne Anmeldung und Verbindlichkeit bewegen. Doch dann bleibt er plötzlich weg, lässt auch unseren verabredeten Termin platzen.

Konflikte

Bald darauf melden sich die Eltern an, wollen einen Termin. Ich bitte darum, den Sohn miteinzuladen. Im folgenden Familiengespräch prallen besorgte Vorwürfe auf aggressive Abwehr. Es fällt nicht ganz leicht, die Neutralität zu wahren, doch erweist sich genau das – verbunden mit einigen professionellen Informationen – als hilfreich. Es geht um fünf miteinander verwobene Themen. Ich empfinde sie als so typisch, dass ich sie hier insgesamt skizzieren möchte:

Beruf, Ausbildung Vorwürfe der Eltern, berufliche Chancen auch unterhalb des Niveaus einer wissenschaftlichen Laufbahn nicht wahrzunehmen und sich jetzt völlig aufzugeben. Verteidigung des Sohnes, er bekenne sich zur Kultur seiner Familie, habe nun mal einen Beruf mit Anspruch und Erfüllung gesucht, dies sei ihm von außen (Professor) bzw. durch Äußerlichkeiten (Gesicht) zerstört worden. *Professionelle Position:* Das Gespräch über unterschiedliche Normen und Erwartungen fördern. Entlastung des Sohnes, dass aktuell an eine Arbeit z.B. als Lehrer nicht zu denken sei.

Geld Wie viel Geld steht dem Sohn zu? Wie viel wollen oder müssen die Eltern zahlen? Wie ist Klarheit zu schaffen? *Professionelle Posi-*

tion: Information über materielle Grundsicherung, aktuelle Entlastung der Eltern, Minderung der Abhängigkeit.

Ordnung Die Wohnung ist zunehmend verwahrlost; die Mutter fühlt sich verpflichtet, sauber zu machen – eine beschämende Situation für beide Seiten. *Ziel:* Verantwortung abgeben, fremde Putzhilfe statt Mutter.

Stimmen und Halluzinationen Herr Rahn besteht auf Realitätsgehalt, Eltern betonen den Wahncharakter. Dahinter ist auf beiden Seiten Verzweiflung spürbar. Beide Seiten ringen auch emotional um Anerkennung. Herr Rahn will sein »Gesicht wahren«. *Ziele:* Abrüstung des Machtkampfes. Wahrnehmung wird immer aus verschiedenen äußeren und inneren Quellen gespeist – zu unterschiedlichen Anteilen, kann sich dann auch eine Eigendynamik entwickeln bis hin zum Wahn. An verschiedenen Beispielen wird diese Dynamik deutlich.

Drogen Herr Rahn kifft fast permanent. Die Eltern sind ohnmächtig, haben jede Möglichkeit der Kontrolle verloren. *Ziele:* Eingestehen der Ohnmacht. Konfrontation des Sohnes mit seiner Verantwortung, mit seiner Sucht und deren Einfluss auf Wahn und Halluzinationen.

Gesicht wahren?

Viele Familiengespräche beschäftigen sich mit diesen fünf Themen – mit dem Ziel, eine Balance zwischen Geben und Nehmen zu finden. Wer ist wo verantwortlich? Wer kann wie entlastet werden? Wie können beide Seiten gesichtswahrend aus der Situation herauskommen? Die praktischen Regelungen – Auszahlung des Unterhalts über das Sozialamt, die Beschäftigung einer Putzfrau – entlasten alle Beteiligten. Vor allem die Klärung der Wohnsituation schafft nach massiven Kränkungen auf beiden Seiten Entlastung. Die Abgrenzung der Verantwortung erlaubt andere Themen und Stimmungen.

Neben den Familiengesprächen gibt es viele Einzeltermine. Kritische und entspannte Phasen wechseln sich ab. Die Wahnwahrnehmungen bekommen andere Inhalte, beziehen sich auf andere jüngere Personen, vermitteln andere Wünsche und Ängste. Nach einer gewissen Zeit ist es möglich, einen stationären Aufenthalt in Erwägung zu ziehen: Herr Rahn will wissen, ob die Stimmen in neutraler Umgebung abnehmen, ob sie ohne Kiffen verschwinden, ob Medikamente zuträglich sind. Die Medikamente haben nur eine begrenzte Wirkung. Herr Rahn bleibt nicht lange auf Station. Das Anerkennen der Sucht rückt in den Vordergrund. Herr Rahn erkennt, dass die Dynamik seiner Wahrnehmungen (auch) von seinem Konsum abhängt. Die Hilfen konzentrieren sich auf diesen Bereich. Herr Rahn kann Hilfen in seinem Wohnraum (Betreutes Wohnen) annehmen, die Beziehung zu den Eltern ist deutlich entspannt. Von einer Gesichtsoperation ist nie wieder die Rede.

(O) Zorn Gottes

Herr Belicante

Ein junger Mann will mich sprechen, jetzt und sofort. Er kommt von einer Station im Klinikum West. Dort habe man ihn gedrängt, Neuroleptika zu nehmen, ihm keine Wahl gelassen. Also sei er geflohen. Er hat einen Kurzbrief bei sich – mit fünf verschiedenen Diagnosen und wenig Verständnis. Ratlosigkeit spricht aus jeder Zeile. Man sei nicht dazu gekommen, das Vorhandensein von Wahnvorstellungen zu klären. Warum dann Neuroleptika um jeden Preis?

Herr Belicante ist ein zorniger Mensch. Doch er hält sich nicht lange mit der Stationsärztin auf. Der Zorn richtet sich auf seine Mutter. Er sei in Chile zur Welt gekommen; die Eltern seien früh nach Osteuropa ausgewandert, hätten sich aber bald getrennt, als er fünf Jahre alt war. Dann sei er abwechselnd bei Oma, Vater und Mutter gewesen, in drei Erdteilen und nirgendwo lange. Beide Eltern haben neue Familien, es gebe mehrere Halbschwestern. Er sei mit zwölf Jahren nach Deutschland gekommen, in der Hoffnung, nun auch ein Zuhause zu haben, sei dann aber bald in einer Jugend-WG gelandet. Auch hier gab es Hoffnungen und Enttäuschungen. So bald wie möglich sei er in eine eigene Wohnung gezogen.

Bin doch gesund auf die Welt gekommen

Ich versuche, zu verstehen, warum er aus der Klinik geflohen ist. Immer wieder kommt der Satz: »Ich bin doch gesund auf die Welt gekommen!« Ich höre im Nachklang: »Und wenn ich jetzt krank bin, sind andere schuld. Warum soll ich dann Medikamente nehmen, die doch nur die anderen beruhigen? Die sind dann aus dem Schneider.« Herr Belicante will Rache und formuliert zugleich glasklar, dass er damit sich selbst am meisten schade, wenn er in der Vergangenheit hängen bleibt. Alle Energien gehen drauf, sich zu rächen und sich zugleich in seinem Zorn zu beherrschen. Viel Kraft bleibt nicht über. Entsprechend halten ihn viele – auch seine Mutter – für bequem und faul.

Doch bequem scheint mir nahezu nichts an seinem bisherigen Leben – offenbar für keinen der Beteiligten. Instinktiv schlage ich vor, seine Mutter einzuladen, um gemeinsam zu sehen, ob und wie der Kampf zu beenden sei. Er ist verblüfft, aber nicht abgeneigt, prophezeit mir aber, dass seine Mutter nicht kommen werde. Im letzten Gespräch habe sie ihn aufgefordert, doch endlich seinen Worten Taten folgen zu lassen und sich das Leben zu nehmen. Die Mutter verspricht, zu kommen, jedoch nur mit ihrem neuen Partner. Zu merken sind Abwehr und Angst, aber auch Hoffnung, sich zu entlasten. Aber erst mal noch kommt Herr Belicante allein. Ihm ist es wichtig, sich meiner Solidarität zu vergewissern. Verständlich, denn wir kennen uns kaum, und die Mutter wird mit Partner, also in ihrem neuen Bezugssystem erscheinen.

Die Wirklichkeit ist im Fluss

Herr Belicante spricht von veränderten Wahrnehmungen (ohne sie zu erklären), kämpft aber gegen die Unterstellung einer Psychose. Wir einigen uns darauf, dass Wahrnehmungen sich ständig verändern und auch immer subjektiv seien. Außerdem ist auch die Wirklichkeit ständig in Bewegung – wie ein Fluss, der gleich scheint, aber immer anderes Wasser mit sich führt. Herr Belicante spricht von Waschzwängen, die vor etwa fünf Jahren (also mit 22 Jahren) noch schlimmer gewesen seien. Außerdem von Kontrollzwängen, die dazu führten, dass er zu spät zur Ausbildung kam, sodass er seine Lehre als Bürokaufmann und später auch zwei Arbeitsplätze als Ungelernter verlor. Er schildert noch mehr Symptome (Aidsphobie, Panikattacken u. a.). Allen ist gemein, dass sie seine Eigenständigkeit beeinträchtigen und sich mit einer gewissen Aggressivität gegen ihn selbst richten. Ganz offen schildert er, dass er um die Aufmerksamkeit seiner Mutter kämpfe, ohne wirklich anzukommen. Vor dem Hintergrund seiner Lebensgeschichte kann ich seine Sehnsucht gut verstehen, doch die reicht in die Vergangenheit. Jetzt ist er 28 Jahre alt, wirkt aber viel jünger. Inzwischen habe er das Signal verstanden, doch der Schmerz bleibt. Großen Wert legt Herr Belicante darauf »sauber geblieben zu sein« (Waschzwang!). Wir übersetzen gemeinsam: Er ist weder kriminell noch drogenabhängig geworden. Und kämpft mit Elan auch gegen ein neues Stigma: »psychische Erkrankung«.

Meeting der Racheengel

Mir erscheint er vor allem als Racheengel, doch zahlt er selbst einen hohen Preis. Er korrigiert mich: Er wolle noch etwas vom Leben. Erst noch die Wunden lecken und dann das Leben neu entdecken. Ich frage vorsichtig, wie lange er denn dafür noch brauche. Das gemeinsame Gespräch findet direkt am nächsten Tag statt. Mehr intuitiv versuche ich, die Dichte des stationären Settings zu halten, um den Konflikt wieder in die Normalität zu bringen, also wirksam zu »reframen«. Muss zugleich aber aufpassen, dass der Erwartungsdruck nicht zu groß wird. Wie angekündigt, hat die Mutter ihren neuen Partner mitgebracht. Ich schildere kurz, wie das Gespräch zustande gekommen ist. Die Mutter, selbst Ärztin – jetzt aber als Hausfrau tätig – will wissen, ob ich schon den endgültigen Arztbrief habe und die sichere Diagnose kenne. Ich weiche aus: Ich sei erst dabei, ihren Sohn kennenzulernen, und dafür sei auch dieses Gespräch sehr wichtig. Die Mutter nutzt die Gelegenheit, um ihre Belastung zu verdeutlichen. Sie sei es leid, dauernd belästigt und mit Ansprüchen ihres Sohnes konfrontiert zu werden. Dann schildert sie aggressive Aktionen ihres Sohnes zurück bis ins zwölfte Lebensjahr. Ihr Sohn kontert mit Erinnerungen, die bis ins fünfte Lebensjahr zurückreichen, z.B. heftige Streitigkeiten in verschiedenen Liebesbeziehungen, die er als Kind bedrohlich erlebte. Vorsichtig deutet er an, dass er sich zu kurz gekommen fühlt.

Zwischen den Zeiten

Ich versuche die Alters- und Zeitebenen auseinanderzuhalten: In der Gegenwart sitzt hier die Mutter eines 28 jährigen Sohnes, die eine neue Familie gegründet hat und nicht dauernd tyrannisiert werden will. Und aus der Vergangenheit winkt das Kind, das sich zu kurz gekommen fühlt, nicht loslassen kann, Vergangenes nachholen will, genau das aber nicht kann (ohne selbst Schaden zu nehmen). Beide reden auf mich ein. Nur mit Mühe gelingt es, dass Mutter und Sohn direkt miteinander sprechen und sich dabei ansehen. Es kostet die Mutter große Überwindung, beide Botschaften an ihren Sohn zu richten: Sie sehe auch, dass früher manches nicht so glücklich gelaufen sei, die Trennung aber auch für sie eine schwere Zeit gewesen sei. Sie möchte nicht ewig dafür büßen müssen, sondern wolle ihr eigenes Leben führen. Dass genau dieses geordnete Leben ihrem Sohn gefehlt hat und dies mit Schmerzen verbunden ist, ist für sie schwer auszuhalten. Umgekehrt frage ich den Sohn, wo bei aller Enttäuschung denn der Vater bleibt und wie lange Rache und Buße denn dauern sollen.

Schwierige Vermittlung

Der Partner der Mutter erweist sich nicht als das befürchtete Bollwerk, sondern als Mittler. Mit sehr klaren Worten beschreibt er das jahrelange Liebeswerben des Sohnes und die Unerreichbarkeit seiner Frau. Vor aller Augen wird die Verzweiflung beider Menschen und Tragik dieser Geschichte erstaunlich lebendig. Mir bleibt nur zu fragen, ob und wie sie sich beide in seiner Schilderung wiedererkennen. Die Vereinbarung eines neuen Gesprächs erweist sich dennoch als schwierig. Wieder prallen die Temperamente aufeinander: Der Sohn sei doch krank, was habe sie damit zu tun. Auf der anderen Seite Schmerz, der in Wut umschlägt oder mühsam kontrolliert alle Kräfte bindet.

Ich versuche, zu verbinden: Ohne Anerkennen des früheren Schmerzes sei die Wahrscheinlichkeit groß, dass die aktuelle Tyrannei weitergeht. Mit aller Autorität bestehe ich auf dem gemeinsamen Gespräch, lasse die Beteiligung des Halbbruders aber noch offen. Doch bewusst vereinbaren wir einen Termin erst in vier Wochen. So bleibt Zeit, die heutige Auseinandersetzung zu verarbeiten und die jeweils eigene Besinnung zu fördern. Bei der Mutter hoffe ich die Nachwirkung der Worte ihres Partners.

Angst oder Wahn?

Die Familiengespräche gehen in großen Abständen weiter. Eine friedvolle Einigung ist noch lange nicht in Sicht. Die Einzelgespräche dazwischen beziehen sich mehr auf die Gegenwart. Zugleich will ich Herrn Belicante für die offenen Angebote der Ambulanz und spezielle Gruppen mit Gleichaltrigen aus der Krisentagesklinik gewinnen, um die inzwischen doch sehr erhebliche soziale Isolation langsam aufzulösen und neue Peergroup-Erfahrungen zu ermöglichen.

Herr Belicante muss viele Ängste überwinden; sie gewährten ihm Schutz vor neuen Enttäuschungen, haben sich inzwischen aber längst verselbstständigt. So sitzt er beim Essen, rührt die von der Gruppe gekochten Köstlichkeiten aber wegen seiner Ängste nicht an, sondern beschränkt sich auf eine von ihm selbst geschälte Banane. Funktionale Angst oder verselbstständigter Wahn? Wir sprechen über die verschiedenen Möglichkeiten, seine Symptome zu verstehen. Auch über die Möglichkeit, dass Medikamente diese Frage beantworten helfen und ihn entlasten. Unerwartet verlangt Herr Belicante nach Neuroleptika. Ich gebe ihm und mir Bedenkzeit. Er soll sich das gut überlegen. Ein ärztlicher Kollege hält inzwischen ein bestimmtes Angst lösendes Antidepressivum für besser ... Erst im Nachhinein begreife ich, warum die Familiengespräche nicht selbstverständlich waren. Mit diesem Setting wird die Balance zwischen Familiendynamik und individuellem Krankheitskonzept neu geöffnet. Ein vorsichtiger Frieden kommt erst zustande, als wir gemeinsam feststellen, dass sich beides nicht ausschließt.

(P) Kogol töten?

Herr Adamcek

Ich bin erschöpft von einem Gespräch, genervt von einem Telefonat und fühle mich unproduktiv. Es klopft. Ich gehe zur Tür, will eigentlich nicht gestört werden. Vor mir steht ein junger Mann, etwa dreißig Jahre mit glatten mittellangen Haaren. In der Hand hält er mehrere verknitterte, eng gefaltete Briefe mit Behörden-Briefkopf. Etwas undeutlich und gepresst mit deutlichem Akzent spricht er von der Polizei, dem Psychiatrischen Dienst und deren Aufforderung, sich hier zu melden.

Erst murmele ich etwas unwirsch, warum er nicht angerufen habe. Wir hätten jetzt keinen Termin ... Doch irgendetwas lässt mich innehalten. Er ist nicht fordernd, steht da eher voller Widerspruch, beauftragt und unwillig, in Not und duldsam zugleich. Irgendwie doppelt. Jedenfalls bitte ich ihn rein und biete ihm ein Glas Wasser an. Wir sitzen uns gegenüber.

Koexistenz aus dem Weltraum?

Ob ich an Koexistenzen glaube oder an anderes Leben im Weltraum. Ich antworte etwas ausweichend, aber eher zustimmend: Der Weltraum sei so riesig, ausschließen könne das wohl niemand. Meine Antwort scheint ihn zu beruhigen. Dann wird er konkreter. Er lebe in Koexistenz mit einem anderen Wesen, das man mit Augen nicht wahrnehmen könne. Ich frage, wie er es denn wahrnehmen könne, welchen Sinnen es zugänglich sei. Er könne es hören und fühlen, es sei einfach umfassend da, umfassend und ewig, von morgens bis abends. Mir fällt auf, dass er die Nacht ausspart, frage aber nicht nach.

Das Wesen heiße Kogol Es nennt noch eine französische Namenserweiterung, die ich mir nicht merken kann. Wir diskutieren eine Zeit lang über die lästige Allgegenwärtigkeit von Kogol. Ob er denn auch mal Pausen durchsetzen könne, Zeiten, in denen er unerreichbar sei. (Ich denke an meine Lehren aus der Stimmenhörer-Bewegung, wo ein wichtiges Ziel ist, Sprechzeiten zu vereinbaren und nicht immer auf Empfang zu sein, in Dialog zu treten und nicht immer nur Empfänger zu sein.)

Nein, es gebe keinen Dialog, keine »neutrale Beziehung«, widerspricht er mir. Die Beziehung sei einseitig und sehr zu seinem Nachteil. Mehrmals wiederholt er, dass Kogol ihn auf allen denkbaren Ebenen beherrsche und bestimme. Er raube seine Energien, bestimme seine Bewegungen. Ihm selbst bleibe nur das Dasein einer Marionette. In allem werde er begrenzt, limitiert, z.B. auch beim Zeitungslesen. Kogol verhindere jede ruhige Betätigung.

Kogol sei ein Parasit. Ich betone: Das bedeute aber immerhin, dass seine pure Existenz gesichert sei. Soweit reichen meine spärlichen biologischen Kenntnisse, dass Parasiten den Wirt nicht töten, sondern ja auch ihrerseits von dessen Existenz abhängen. Mein Gedanke gefällt ihm. Er kann ihn und mich etwas beruhigen – eine erste Ebene der Verständigung.

Am Ende des Gesprächs traue ich mich, zu sagen, dass ich zwar Kogols Namen kenne, ihn selbst aber gar nicht namentlich ansprechen könne. Er zögert, fragt dann, ob ich Vor- oder Nachnamen hören will. – Beides. – Andreas Lars Adamcek. Ob wir uns zu einem weiteren Gespräch treffen wollen? Ja. Ich frage ihn, wann, er äußert ein Interesse an einer baldigen Verabredung. Ich bin froh, eine Lücke zu haben. Wir nehmen den übernächsten Tag.

Denken oder Sein

Herr Adamcek kommt etwas zu spät. Ich habe kaum noch mit ihm gerechnet. Ich frage, wie es ihm nach dem letzten Gespräch geht. Unverändert! Die Frage ist blöd. Er betont wieder die erheblichen Einschränkungen, die der Parasit ihm auferlegt. Ich verstehe, dass es vor allem um all seine kulturellen Aktivitäten geht. Sein Studium, sein Hobby, sein Lebenselixier. Er dürfe kaum noch denken, nur noch sein. Auch ein Schutz? Er dürfe kaum noch Musik hören; Kogol fängt dann sofort selbst an, zu singen. – Gut? – Er schmunzelt: »Geht so, es werde besser.« Immerhin.

Ich bringe das Gespräch auf sein sonstiges Leben, frage nach seinem Akzent. Ich erfahre, dass er bis vor Kurzem in Frankreich gelebt hat und gerade nach Hamburg zurückgekehrt sei. Ins Haus seiner Eltern, die wie er selbst auch aus Tschechien stammen. Er war in vielen Ländern, hat Architektur studiert, spricht viele Sprachen. Meine Frage, wie seine Eltern auf Kogol reagieren, blockt er frühzeitig ab. Er suche sehr dringend eine Wohnung, bekomme aber von den zuständigen Behörden keine Unterstützung, sondern immer wieder Schwierigkeiten.

Ich sehe eine Chance, ihn zu unterstützen. Ahne oder glaube, dass das Thema Autonomie vielleicht nicht nur mit Kogol, sondern auch mit seinen Eltern und seinem Leben als dreißigjähriger Student zu tun hat. Ich informiere ihn, dass ihm in seinem Alter auch nach der neuen Hartz-IV-Gesetzgebung eine eigene Wohnung zusteht. Wenn nötig, könne ich ihn gegenüber dem Wohnungsamt gerne unterstützen. Er weicht aus, wittert Verrat: Das müsse doch wohl auf »normalem Weg« gehen, er wolle als »Normalfall« angesehen werden. Auf keinen Fall wolle er das Wort »Psychose« hören. Eher instinktiv hatte ich mich bisher zurückgehalten, appelliere nun an ihn und seinen Verstand: Er wisse doch, wo er sei. Und durch seine Sprachbegabung wisse er doch, dass es für dasselbe Phänomen verschiedene Worte geben kann. Er wird streng, verbittet sich eine psychiatrische Terminologie und kommt zurück auf sein Anliegen.

Ich bestätige, dass die Mühe, die er mit dem Parasiten (egal wie wir ihn nennen) habe, sein Bedürfnis nach Rückzug und nach eigenem Raum verständlich genug mache. Im Übrigen gelte das Anrecht auf eigenen Wohnraum ab dem 27. Lebensjahr. Nun scheint er zufrieden, ohne dass er meine Unterstützung explizit annimmt. Später wird mein Angebot, ihn bei der Wohnung zu unterstützen, noch wichtig werden.

Kogol ein Sparringspartner?

In weiteren Gesprächen frage ich, ob der Status quo zu halten sei oder der Prozess voranschreite. Hier wird Herr Adamcek deutlich: Er werde zunehmend »decodiert«. Ich frage nach, was das heißt., Verstehe, dass er sich zunehmend selbst fremd wird, auch vergangene Erinnerungen zunehmend in einen Strudel von Fremdbestimmung geraten. Gleichzeitig beeindruckt mich, wie präzise Herr Adamcek in dieser existenziellen Auseinandersetzung sich selbst beschreiben kann, habe den Eindruck, dass Gespräche wie dieses ihm den Rücken stärken. Ich zeige ihm, wie beeindruckt ich von den Belastungen bin, denen er ausgesetzt ist, aber auch von seiner Widerstandskraft. Er kann beides annehmen. Wir sind uns einig, dass Kogol mehr ist als ein Sparringspartner, der ihn trainiert, sich zu behaupten und aufs Wesentliche zu konzentrieren.

Herr Adamcek unterscheidet zwischen der »natürlichen« (individuellen und selbstbestimmten) und der »künstlichen« (fremdbestimmten, von Kogol geprägten) Umgebung. Ist das auch eine Chance und Kogol eine Herausforderung zur besseren Selbstbesinnung? Dem steht entgegen, dass die Kräfte des Parasiten zunehmen, seine eigenen abnehmen. Das sei schon an der Sprache zu merken: Anfangs habe Kogol nur Spanisch und wenige Sätze Englisch gesprochen. Inzwischen spreche er viele Sprachen, auch immer besser Deutsch.

Das klingt nach einem Wettlauf, den Herr Adamcek nur verlieren kann. Ich mache mir zunehmend Sorgen, dass unsere Gespräche nicht ausreichen, suche nach einem Weg, auch psychiatrische Hilfe zu nutzen, ohne die Beziehung zu gefährden, bespreche mich im Team.

Leben oder Tod

Ob er sich vorstellen könne, ohne Kogol zu leben. Eine typische systemische Frage, die Gewöhnung unterstellt und innere Abhängigkeit verdeutlichen will. Mir ist sie eher rausgerutscht. Er wirkt beleidigt. Als ob ich ihm die Qual seines Daseins nicht glaube. Ich ergreife die Flucht nach vorne: Ich hätte verstanden, welche extreme Belastung der Parasit darstelle. Gleichzeitig spreche er aber auch mit großem Respekt von diesem Wesen. Wir klären noch einmal gemeinsam, wie ungleich die Beziehung und wie unfair die Bedingungen sind: Alle Vorteile habe Kogol, alle Nachteile er selbst.

Wie wäre es für ihn, wenn wir einen Weg suchen, den Parasiten durch Gift zu schwächen, um so sein Überleben zu sichern. Ein letztes Mal versuche ich, zu dolmetschen: Ob Gift gegen Parasiten oder Medikation gegen Psychose, entscheidend sei, ihm in seinem extrem anstrengenden Kampf beizustehen. Er schaut mich durchdringend und prüfend an, besteht auf seinen Worten: Es gehe um Parasiten, nicht um Psychosen. Doch er akzeptiert offenbar mein Bemühen und insofern auch meinen Vorschlag. Er denkt lange nach; dann bittet er um eine Woche Bedenkzeit. Ich äußere meine Bewunderung für seine innere Widerstandskraft und seine Aufrichtigkeit in diesem schweren Kampf.

Trotz der ständigen Präsenz des Parasiten habe er seine Eigenständigkeit bewahrt. Das müsse man anerkennen. Er kann mein Lob annehmen und sich sogar ein bisschen freuen. Ich wundere mich selbst, wie selbstverständlich inzwischen die Präsenz des Parasiten ist und wie konsequent Herr Adamcek gleichzeitig um seine Autonomie ringt.

Beim nächsten Treffen antwortet er sehr ernsthaft: Er selbst habe Kogol nicht eingeladen, er sei ihm nicht verpflichtet. Er habe immer klar gesagt, dass er die Gesellschaft des Parasiten nicht wünsche und ihn loswerden wolle. Insofern habe er auch das Recht, Gift einzusetzen. Wieder spricht er von der unfairen Koexistenz, die auf seine Kosten gehe. Diese negative Sichtweise habe er bisher nicht verloren. Noch einmal zeige ich mich beeindruckt von der Kraft, die er aufbringt, aber auch aufbringen muss, um Kogol zu »nähren« und sich gegen ihn zu behaupten. Äußere auch Angst, dass die Kraft am Ende nicht reicht und er am Ende nur sich selbst umbringen kann, um den Parasiten loszuwerden. Der Gedanke ist ihm offenbar vertraut, er muss sich gegen meine Sätze gar nicht wehren. Er fühlt sich verstanden. Herr Adamcek bestätigt noch einmal, dass er dem Einsatz von Gift gegen den Parasiten zustimme. Wir verabreden ein nächstes Gespräch mit meinem ärztlichen Kollegen.

Innere oder äußere Bedrohung?

Den Kollegen habe ich bisher nur gebeten, sich bereitzuhalten. Eine kurze Einführung in die Problematik und einen Einblick in den Stand unserer Gespräche gebe ich bewusst nur im Beisein von Herrn Adamcek. Dieser nutzt die Gelegenheit, um in Ergänzung meiner Worte noch einmal seine Not und das Ausmaß der Beeinträchtigungen zu schildern. Auf die Frage, was denn überhaupt möglich sei, antwortet der Kollege bewusst vorsichtig: Wir könnten ihm helfen, etwas mehr Abstand zu Kogol zu bekommen, quasi seine Abwehrkräfte stärken. Ob es damit schon gelingt, Kogol abzuschütteln, sei auszuprobieren. Das Misstrauen von Herrn Adamcek scheint sich zu verstärken. Offenbar seien wir nicht in der Lage, ihn zu verstehen und die Realität seiner Bedrohung wahrzunehmen. Mehr als wir unterscheidet er zwischen inneren und äußeren Prozessen; seine Bedrohung sei real und komme von außen. Er wehrt sich explizit dagegen, von uns »eine Psychose angehängt zu bekommen«.

Ich versuche die Situation zu retten, indem ich betone, dass die Bezeichnung seines Zustandes zweitrangig sei. Ohnehin bin ich überzeugt, dass die Diagnose »Psychose« eher eine sprachliche Konstruktion ist und keine neue Entität schafft. Psychosen hat man nicht wie etwas Fremdes oder Abstraktes, psychotisch ist man auf eine aktive und individuelle Weise. Wenn ein Medikament seine Abwehrkräfte stärken könne – und das müssen wir ausprobieren –, sei es auch zunächst einmal unerheblich, ob die Bedrohung nur von innen oder nur von außen komme oder irgendwo dazwischenliege. Ich habe das Gefühl, dass wir eine kulturelle Auseinandersetzung austragen, deren Bedeutung weit über eine individuelle Geschichte hinausgeht.

Bevor wir auseinandergehen, will Herr Adamcek noch einmal von mir wissen, wie ich denn mit der Situation umgehen würde. Ich zögere nicht, Position zu beziehen: Ich würde alles tun, um mein inneres Überleben zu sichern und Kogol zu verabschieden. Dies insbesondere, weil die Kooperation nicht gleichberechtigt sei, sondern in höchstem Maße unfair. Nutzen und Schaden, Vor- und Nachteil seien extrem ungleich verteilt. Zumindest dieses sei unerträglich. Ich habe den Eindruck, dass er sich diesmal verstanden und etwas entlastet fühlt. Gleichzeitig wird mir bewusst, dass auch wir, also Herr Adamcek und ich um eine Kooperation ringen, nicht um Koexistenz (dieser Begriff ist besetzt), aber um die Frage, wie gleichberechtigt und respektvoll wir miteinander umgehen. Er besteht auf seinen Worten, ist aber bereit, die angebotene Unterstützung anzunehmen. Er nimmt also das »Gift«. Ich bin gespannt auf die Wirkung. Wieder eine Woche später kommt er und sagt, ohne dass ich fragen muss: Das Zeug habe ihn müde gemacht, aber – mit Grinsen – Kogol auch! So etwas wie diebische Freude wird spürbar: Er habe es verdient. Bei mir keimt Hoffnung, er könne davon profitieren und dabeibleiben. Jedenfalls können wir jetzt auch über andere Themen reden.

Kogols Wirkung in der Familie

Erneut kommen wir auf seine Familie und seine aktuelle Wohnsituation zu sprechen. Ich will wissen, ob Kogol dort auch Einfluss nehme, hoffe, so etwas über das Konfliktpotenzial in der Familie zu erfahren. Ja, alles, was er tue, werde negativ ausgelegt, z.B. auch wenn er nur Zigaretten holen wolle. Seine Eltern bezeichnet er als einfach Leute. Negativ seien auch die Reaktionen im Umfeld. Es komme immer öfter vor, dass er als »Prolet« oder auch als Jude beschimpft werde. Das sei zwar unter seiner Würde, tue aber trotzdem weh.

Ich bin beeindruckt, auf wie vielen Ebenen sich Herr Adamcek ständig behaupten muss. Kogol erscheint mir als Symbol, aber auch als zusätzliche Belastung. Ich frage, wie so viel Infragestellung auszuhalten sei, und zeige mein Mitgefühl, aber auch meine Anerkennung dafür, dass ihm die Selbstbehauptung immer noch und immer wieder gelingt. Biete dann an, dass wir uns beim nächsten Mal auch in seiner Wohnung treffen könnten, um ihm dort in der unmittelbaren Auseinandersetzung den Rücken zu stärken. Er wehrt ab: Dort könne er nicht über Kogol sprechen. Ihm sei es aber recht, auch mal über andere Themen zu sprechen. Sehr vorsichtig erfahre ich einige Hintergründe.

Heimatlosigkeit als Familienschicksal?

Immerhin erlaubt er mir, seine Familie kennenzulernen. Zum vereinbarten Gespräch kommen seine Eltern, er selbst leider nicht. Eigensinn! Die Eltern sind besorgt, beunruhigt, erschöpft. Die Wohnung ist zu klein für vier Menschen (dem Bruder, Herrn Adamcek und seinen Eltern) oder fünf Wesen. Die Mutter arbeitet halbtags, der Vater kämpft um seine Rente. Konflikte sind vorprogrammiert.

Die Familie stammt aus Schlesien. Der Vater floh aus dem kommunistischen Tschechien, als die Kinder fünf und sieben Jahre alt waren. Er ließ seine Familie zurück, um im Goldenen Westen eine neue Existenz als Maurer aufzubauen. Es dauerte mehr als drei Jahre, bis sie sich wiedersehen konnten. Hier dann Arbeit bis zum Umfallen … und jetzt nach arbeitsbedingtem Rückenschaden mühsamer Kampf um die Rente. Herr Adamcek senior ist bitter enttäuscht, nicht nur wegen des »arroganten Sohnes«. Die Großeltern waren zum Teil deutsch, zum Teil tschechisch; die Eltern waren hier wie dort eher Außenseiter. Der Sohn studiert in mindestens drei Ländern Architektur, wird in der Ferne sich selbst fremd und erlebt in der Psychose Beschimpfungen als »Prolet, Jude«.

Die Mutter wirkt unglaublich patent. Trotz knappen Haushaltsgeldes zaubert sie Kuchen auf den Tisch, wenn Besuch kommt. Alle drei

Söhne bekommen finanzielle Unterstützung. Der Vater steckt gerade Herrn Adamcek immer wieder Geld zu. Beiden Eltern fällt es eher schwer, an sich zu denken und Grenzen zu ziehen. So ringen mehrere Generationen um Identität und um Grenzen – auf nationaler, politischer, kultureller, familiärer und persönlicher Ebene. Die Besetzung aus dem All illustriert einen existenziellen Kampf ums psychische Überleben. Die notwendige Abwehr betrifft dann auch die Familie und – wie könnte es auch anders sein – die Psychiatrie und mich als Therapeuten. So bin ich zugleich Begleiter und Sparringspartner, will helfen und kann gar nicht vermeiden, auch Gegenüber und Gegner zu sein.

Ringen um Definitionsmacht

Da Herr Adamcek immer wieder Wert darauf legt, nicht als psychotisch verstanden zu werden, der Begriff Psychose ihm offenbar Angst macht, nehme ich mir vor, ihm unabhängig von seiner Person mein Verständnis von Psychosen zu erläutern. Ich spreche davon, dass psychotisch werden zu können, zum Wesen des Menschen gehört, dass wir in Lebenskrisen unter bestimmten Bedingungen die Ebenen der Realität wechseln können, vielleicht sogar müssen. Dass es dabei auch um Schutz vor in dem Moment nicht lösbaren Konflikten oder nicht aushaltbaren Gefühlen oder eine andere Art der Überforderung geht. Andererseits die Psychose aber auch eine Eigendynamik bekommen kann, von der sich zu schützen wichtig sein kann. Spreche von Dünnhäutigkeit und Durchlässigkeit und von »Träumen ohne Schlaf«, davon, dass auch gesunde Menschen durch Reizüberflutung oder Isolation dazu gebracht werden können, zu halluzinieren. Und dass es in einem bestimmten Alter ganz normal ist, alle äußeren Erfahrungen auf sich zu beziehen. Er hört mir ohne sichtliche Regung zu, schließt dann mit der schlichten Feststellung, Kogol sei real.

Eigensinn und Fremdbestimmung

Immer wieder ist spürbar, wie umfassend Herr Adamcek die Fremdbestimmung erlebt, zugleich sich aber auch immer wieder seiner Selbstbehauptungskraft vergewissert. Manche Sätze wiederholen sich, z.B. dass

Kogol mehr und mehr seine Existenz übernehme. Ich versuche, noch genauer zu verstehen. Ist diese »feindliche Übernahme« nur Bedrohung oder auch Rettung, vermittelt sie eher Angst oder auch Erleichterung? Herr Adamcek fragt zurück, wie das denn für mich wäre: Ich entscheide mich für die Angst.

Ich wechsele auf die reale Ebene, will mehr wissen, wie das Leben in Frankreich war, als Kogol und Jean (inzwischen ist von zwei Parasiten die Rede) erschienen. Herr Adamcek reagiert unwillig, wittert wieder Psychologie. Eher widerwillig erfahre ich, dass Herr Adamcek erst auf Korsika war, dann nach La Begude, einem kleinen Ort im Rhonetal, kam und bei seinem Bruder unterschlüpfen wollte, um von dort aus wieder an einen Job und Geld zu kommen. Offenbar war er unerwünscht. Es kam zum Streit. Eine tiefe Kränkung. Kogol dann als Anlass, Triebkraft, nach Deutschland zurückzukehren. Eine innere Brücke, Beschämung zu reduzieren?

Leben ohne Kogol und Jean?

Wie sah das Leben ohne Kogol und Jean aus? – »Unabhängigkeit, Glück.« Herr Adamcek. beschreibt sein Leben nicht konkret, er benutzt große Schlagworte. Unabhängig und glücklich war er und ist es nicht mehr, seit Kogol und Jean da sind. Sein »Konzept« erscheint mir auf einmal genau so starr wie das klassische medizinische Krankheitskonzept. Was würde er tun, wenn sie plötzlich weg wären? – Seine Antwort ist wieder sehr global: »Ich würde wieder meinen Interessen nachgehen.« Erst auf Nachfragen erfahre ich, was er meint, dass er z.B. wieder studieren würde. Und wiederum auf Nachfragen wird deutlich, dass er auch vor Kogol und Jean im Studium nicht alles realisieren konnte, was er wollte.

Ich habe den Eindruck, dass Herr Adamcek sich hinter den Parasiten versteckt, alle zum Teil lange vorhandenen und aufgestauten Konflikte mit ihnen erklärt. Vor allem die Probleme mit seinem Bruder und Vater brauchen und können so nicht hinterfragt werden. Warum ist das nicht möglich? Geht es um Scham oder um Sprachlosigkeit? Wie soll Herr Adamcek Kogol und Jean wieder gehen lassen können, wenn sie eine so mächtige Funktion haben? Und wieder die Parallele zum medizinischen Krankheitskonzept, das von allen Seiten auch gerne so benutzt wird, zusätzlich bestehende Konflikte nicht mehr anschauen zu müssen – eine berechtigte Entlastung und eine vertane Chance zugleich. Bei Herrn Adamcek könnte sich so ein manifestes Wahngebäude entwickeln, das sich in sich selbst verstärkt.

Ich konfrontiere ihn mit dieser Sicht, dass er sich hinter den Parasiten verstecke, es sich bequem mache, indem er alle Konflikte mit ihnen erkläre und sie so festhalte. Ein heftiger Wortwechsel, aber ich habe den Eindruck, dass ich noch durchdringe. Eine Begegnung (inklusive Gegnerschaft) ist noch möglich. Unsere Beziehung hält die Auseinandersetzung aus und wird intensiver. Der Wahn ist noch nicht allmächtig.

Zuspitzung

Herr Adamcek kommt wegen heftiger Auseinandersetzungen zu Hause in den Nachtdienst, will aber nicht bleiben. Für eine Behandlung nach PsychKG gibt es keinen Grund. Beim nächsten Gespräch erfahre ich, was passiert war: Herr Adamcek sei von seinem Vater geschlagen worden, daraufhin zur Polizei gegangen, die dem Vater gegenüber ein befristetes Hausverbot aussprach. Alle Bewohner, Eltern, Bruder und Herr Adamcek selbst, sind in der relativ kleinen Wohnung gemeldet. Inzwischen hat sich der Vater entschuldigt. Wir sprechen darüber, dass die Wohnung auch ohne Kogol und Jean schon zu voll ist. Ich biete erneut ein gemeinsames Gespräch an, egal wo – hier oder zu Hause. Herr Adamcek mauert, will die Situation allein klären und ohnehin bald ausziehen. Er kämpft mit seinem Stolz. So tue er schon genug, um die Eltern nicht zusätzlich zu belasten, sei den ganzen Tag unterwegs. Mir scheint, immer auf der Flucht.

Eigensinn unter stationären Bedingungen

Schließlich ist Herr Adamcek bereit, auf Station zu gehen. Die Kolleginnen und Kollegen sind bereit, unsere Sprachregelungen mitzutragen. Mit knappen Sätzen versuche ich den ärztlichen Kollegen und die mit anwesende Bezugsschwester zu »briefen«: Die Besetzung durch Kogol und Jean, die Rückkehr nach Hamburg, die Konflikte zu Hause und unser Ringen, was in dieser Situation das Überleben sichern und mittelfristig helfen kann. Gleichzeitig versuche ich Herrn Adamcek eine Brücke zu bauen, die Station als Rückzugsort zu verstehen, wo seine Abwehrkräfte gestärkt werden können. Vielleicht auch als Übergang in eine eigene Wohnung.

Ich verspreche Herrn Adamcek, dass unsere Gespräche weitergehen. Ich bin gespannt, wie es ihm auf Station geht. Kann er sich anpassen oder wird er auch hier anecken? Kann der Arzt (ein Kollege aus der Neurologie) seinen Eigensinn akzeptieren oder muss er ihn auflösen?

Wenig später Ernüchterung. Herr Adamcek bleibt sich treu. Seine neu gewonnene Bewegungsfreiheit und sein kultureller Hunger sprengen die Regeln und stoßen auf Grenzen. Dabei kann man seine kulturellen Aktivitäten (tschechische Dichterlesung, öffentlich Fußball sehen) auch als Behandlungserfolge sehen, als Genuss, den Kogol und Jean bis vor Kurzem schnell unterbunden haben. Aber natürlich auch als Flucht vor zu viel Kontakt, den er mir gegenüber aber aktiv aufrechthält. Vor allem aber als Ringen um Autonomie. Der Besetzung, den Eltern und natürlich auch uns Behandlern gegenüber.

Die Station kämpft um ihre Regeln, ihre Grenzen und die Definitionsmacht. Ein Kampf, bei dem niemand gewinnen kann. Heftige Autonomiekonflikte auf Station. Er soll sich zur Stationsordnung bekennen. Der entscheidende Satz fällt dann bei der Oberarzt-Visite: »Der muss doch nur begreifen, dass er eine Schizophrenie hat.« Herr Adamcek dreht sich um und geht; er packt seine Sachen und verschwindet von der Station. Er beendet den Aufenthalt. Doch damit nicht genug: Er verlässt Hamburg, geht wieder auf Trebe, wird Monate später in Süddeutschland zwangseingewiesen. Die Kollegen dort stellen den Kontakt her.

Immerhin

Immerhin kommt er wieder zum Gespräch – auf den ersten Blick: ein Häufchen Elend. Immerhin können wir über die schlechten Erfahrungen sprechen. Die Basis unseres mühsam erarbeiteten Vertrauens ist nicht verloren. Im Vordergrund steht nun die Suche nach einer eigenen Wohnung. Es gelingt, seinen Status als Studenten aufrechtzuhalten und trotzdem Grundsicherung zu beziehen. Gleichzeitig können wir darüber sprechen, dass das vermutlich nicht lange halten wird, dass er vielleicht auch kleinere Aufgaben und Ziele akzeptieren muss. Dass sein immenser Ehrgeiz auch schon vor der Krise zerstörerisch war.

(Q) Im Zeitalter der Schnecke

Familie von Kücknitz

Vor sechs Jahren verschwand der älteste Sohn. Er wäre jetzt 31 Jahre alt, wohnte damals schon nicht mehr zu Hause, studierte, hatte wohl Drogenerfahrung, Geldnot, stand unter Druck und war wegen Depressionen in Behandlung. Er verschwand von einem Tag auf den anderen. Hat er sich selbst suizidiert, wenn ja, warum? Wurde er ermordet, wenn ja, von wem? Starb er auf der Flucht? Wovor? Lebt er noch im Verborgenen? Wo und warum? Tausend Fragen mehr. Keine Antwort. Keine Spur.

Wie damit umgehen? Was fühlen? Sind Tränen erlaubt oder ist Trauer schon Verrat? Wie darüber sprechen, wie das Unaussprechliche in Worte fassen? Gibt es eine Alternative, nicht zu erstarren?

Zweites Unglück

Heute berichten die Eltern von der Veränderung des Bruders: vom Sportfreak, der in der Landesauswahl Basketball spielte, zum Hausmuffel. Vom geselligen Typen zum Eigenbrötler. Vom Wiesel zur Schnecke. Schon lange, fast genau sechs Jahre, dauert dieser Prozess. Er begann so langsam, dass man ihn erst kaum merkte, war am Anfang so verständlich, dass sich Kritik verbot. Doch irgendwann lebte ein ganz anderer Mensch unter dem gemeinsamen Dach. Irgendwann wurden die Sorgen übermächtig: Was soll nur werden? Was macht er in diesem Moment? Verlieren wir nun auch den zweiten Sohn?

Leiden ohne Worte

Sprachlosigkeit nach dem ersten Unglück, Riesenangst nach dem zweiten – beide haben nicht einmal Namen. Ein schönes altes Haus, vom Zahn der Zeit angenagt, aber mit Charme. Ein betagter Hund im Garten beäugt jeden, der zu Besuch kommt, argwöhnisch. Dann bequem sitzend mit Kaffee und Kuchen, voller Erwartung: Kommt er dazu oder nicht?

Vorsichtiges Herantasten an unausgesprochene Fragen, sprachlose Gefühle, trennende Ängste. Vorsichtige Worte nach langer Zeit. Es gab nur noch wenig Sprache nach dem großen Unglück. Jeder ringt auf seine Weise um Stabilität. Mit den Worten werden auch die Begegnungen weniger. Nicht immer und nicht immer gleich. Es gibt noch Alltag, doch alle bewegen sich auf einem Hohlraum. Das Eis ist dünn.

Langsames Bemühen, Worte zu finden, das Loch zu füllen oder zumindest zu fühlen, den Schmerz zu zeigen. Gibt es eigentlich auch Ärger?

Sprache des Rückzugs

Der Rückzug des Sohnes spricht viele Sprachen: »Ich weiß auch keine Antwort. Ich will nicht so enden wie der Bruder. Ich vermisse ihn. Ich weiß nicht, ob ich unschuldig bin. Ich will euch (Eltern) nicht verlieren. Ich will euch nicht weh tun. Ich will euch nicht auch noch verlassen. Deshalb kann ich nicht aus dem Haus gehen. Auf mir lastet nun eine doppelte Last. Vielleicht habe ich das gleiche Leid wie mein Bruder. Ich will meinen eigenen Weg gehen. Ich bin nicht krank. Oder doch? Lasst mich doch alle bitte meinen eigenen Weg gehen. Lasst mich in Ruhe.«

Vieles kann man nur ahnen. Manche Ahnung ist falsch. Nicht alles ist zu übersetzen, vor allem nicht gleichzeitig.

Kleine und große Trauer

Mehrere lange Familiengespräche – im zeitlichen Abstand, um Zeit für Entwicklung zu lassen. Jedes ein kleines Drama. Kommt er? Bleibt er?

Es geht auch um kleine Dinge: Wird Kindergeld weitergezahlt und mit welcher Begründung? Geht er zum Arbeitsamt und mit welchem Ziel? Hinter jedem Formular drohen Zweifel, jede Entscheidung offenbart verschiedene Sichtweisen. Der Sohn macht den Taxischein. Die Mutter sorgt sich um seine Ausbildung. Der Sohn jobbt, fährt Prospekte aus, der Vater landet vor Übermüdung fast in den Leitplanken. Die Mutter reibt sich in der alltäglichen Sorge auf. Der Vater schwimmt davon – weite Strecken in die Ostsee hinaus; dort hat er einen guten Platz für seine Tränen. Niemand kann sie sehen.

Zeitabschnitte

Ringen um Worte, dann plötzlich geniale kurze Anmerkungen des Sohnes. Schroffe Worte zur Mutter – mit einem liebevollen Blick. Kann sie beides wahrnehmen? Treffende Bemerkungen zum Vater. Kann er sie annehmen? Dann die Überschrift: »Wir leben doch alle in Zeitabschnitten.« Er nennt diese Phase »Schritt für Schritt-Phase«. Erst jetzt fallen die vielen versteinerten Schnecken im Wohnzimmerregal auf. Leben im Zeitalter der Schnecke?

Worte zu finden, kostet Überwindung: »Wie können Sie Abschied nehmen? Ab wann ist es möglich, jemanden für tot zu erklären? Was tun Sie am Geburtstag? Welche Erklärung wäre am unangenehmsten? Was hat das eine Unglück mit dem anderen zu tun? Ist die Verlangsamung als Erkrankung zu verstehen? Was ist ihre Botschaft? Wie können die Erwartungen angepasst, reduziert statt verdoppelt werden?«

Raum für die Ehe?

Zwischendurch geht es um Paarthemen: Wo braucht(e) jeder seinen Rückzug, wollte und muss einsam trauern? Bleibt trotzdem genug Raum und Zeit für Nähe? Wann ist genug getrauert? Und was ist mit allen anderen Gefühlen? Und ist nicht auch Nähe gewachsen in all den Katastrophen. Ab einem bestimmten Punkt verlässt der Sohn dezent den Raum.

Rückblick und Besinnung

Der verstorbene Sohn war ambulant bei verschiedenen Chefärzten – vor drei Jahren schon. Diagnose »blande Psychose«. Er geht nicht wieder hin. Dann Einweisung, Medikation – er weigert sich, geht seinen langsamen Weg weiter. Am ehesten erreicht ihn ein Heilpraktiker, aber auch nicht lange. – Was wäre sonst passiert? Wie wäre der übliche psychiatrische Weg gewesen? Station, Anraten, auszuziehen, komplementäre Versorgung, Langzeitmedikation? Vermutlich Aufbäumen gegen die Fremdbestimmung. PsychKG oder Betreuung?

Die Eltern lassen nicht locker, holen sich Hilfe ins Haus. Eine Entwicklung kommt in Gang – mit Geduld, ohne Neuroleptika. Ob die Diagnose stimmt? Vielleicht. Wahrscheinlich. Jetzt ist sie eher unnötig, hätte den Zugang verwehrt. Fünf lange Familiengespräche, vielleicht werden es übers Jahr noch fünf weitere. Kein klassisches von den Kassen finanziertes Setting. Eigentlich auch keine Diagnostik – es sei denn die über 25 Jahre gewachsene Intuition. Was ist in Bewegung gekommen? Was konnte gesehen, gefühlt, gerochen, zum Teil auch ausgesprochen werden? Was hätten wir ohne Hausbesuch nicht gesehen? Zum Beispiel die vielen versteinerten Schnecken im Wohnzimmerregal. Der Ausgang ist offen – so oder so.

Was wir aus den Geschichten lernen können

Botschaften der Geschichten

In diesem Abschnitt versuche ich, die zentrale Botschaft der Hauptakteure in den Geschichten zusammenzufassen. Da diese das nur ausnahmsweise selbst getan haben (F, J, L), fließt meine subjektive Wahrnehmung und Verarbeitung mit ein. Manche Äußerungen habe ich fiktiv formuliert und hoffe sehr, dass ich damit der Botschaft nahekomme:

(A) »Manche Verletzungen sitzen so tief, dass es nicht möglich ist, sie zu fühlen oder gar darüber zu sprechen. Eine einfache Erklärung für Missgeschicke zu haben ist verlockend. Wenn Sie das dann Wahn nennen, erinnert das an den alten Schmerz. Das Blöde ist nur, dass man irgendwann so drin ist in seinen Gedankengebäuden. Man merkt dann gar nicht mehr, dass man selbst derjenige ist, der den Schmerz zufügt. Im Nachhinein ist es gar nicht schlecht, dass wir über die alte Geschichte mit meinem Vater mal gesprochen haben. Ob wir ihn deshalb gleich einladen müssen, nach über zwanzig Jahren?!«

(B) Manche Wünsche sind so groß und bedeutend, dass wir die Wirklichkeit anpassen müssen. Im Kleinen geschieht das dauernd. Manchmal wird mehr daraus und wir stellen unser Leben entsprechend um. Der Übergang ist fließend. Der Begriff Wahn wird dieser menschlichen Fähigkeit nur begrenzt gerecht. Als Gegenüber – ob nun privat oder professionell – bin ich gefordert, die Wunschwelt des anderen wahrzunehmen und zu respektieren, ohne mich selbst zu verbiegen oder zu verleugnen. Die gemeinsame Basis ist wichtig; sie zu erhalten, erfordert Kreativität. Manchmal gibt es spielerische Möglichkeiten, z.B. mit imaginären Personen umzugehen. Oft bleibt die Möglichkeit der doppelten Buchführung.

(C) In großer Verlorenheit können bestimmte »fixe Ideen« zugleich rettend und gefährlich sein. Bei dieser Geschichte war wichtig, dass es jemanden gab, der diese Verlorenheit bemerkte und die Einsamkeit durchkreuzte. Dass das keine familiär verantwortliche und keine professionell zuständige Person war, ist einerseits wunderbar, andererseits auch beschämend. Wenn eine Nachbarin vergleichsweise viel Verantwortung übernimmt, widerspricht das dem Bild der Anonymität der Großstadt. Doch da wir uns darauf nicht verlassen können, ist es wichtig, dass auch das professionelle Hilfesystem beweglicher, präventiver und weniger pathologisch ist.

(D) Auch im privaten und großfamiliären Raum kann es beeindruckende Nischen geben, die sehr eigensinnigen Menschen weitgehend ohne Psychiatrisierung ein gutes Überleben sichern. Wenn dann z.B. in Konflikten das professionelle Hilfesystem doch mal gefordert ist, zu vermitteln, ist es gut, wenn die Ressourcen nicht verkannt werden und nicht alles auf den Kopf gestellt wird.

(E) Manche Entwicklungsgeschichten im Zusammenhang von (affektiven) Psychosen haben eine enorme Spannweite. Beruflich kann man sich kaum mehr Widersprüchlichkeit vorstellen als bei dieser Geschichte. Aus privater Perspektive ist es dann vor allem die gelungene Liebe, die das Ganze zusammenhält, ermöglicht und begrenzt. Und der vorläufige Endpunkt, die Tätigkeit als Genesungsbegleiter, markiert einen äußerlich kleinen, innerlich aber sehr großen Entwicklungsschritt.

(F) Dass eine Erkrankung immer mehr Raum greift, immer mehr Lebenszeit bestimmt und immer mehr Aufmerksamkeit beansprucht, gilt sicher nicht nur für den Bereich der psychischen Erkrankungen. Im Bereich der Psychiatrie trägt das Hilfesystem aber manchmal dazu bei.

Frühwarnzeichen zu erkennen, kann hilfreich sein; sich ständig damit zu beschäftigen, kostet aber nicht nur Spontanität, sondern auch Lebensqualität. Aber auch ohne professionelles Zutun kann die Erkrankung immer bestimmender werden, sodass Außenstehende von Krankheitsgewinn sprechen. Die Geschichte macht deutlich, dass die Wandlung auch von innen kommen kann: Gerade Eigensinn kann ein guter Gegenpol sein, um die Macht der Erkrankung zu begrenzen.

(G) Jeder Mensch muss seinen Weg finden zwischen Anpassung und Widerstand. Psychiatrie darf nicht einseitig ideologische Normen vorgeben, sondern muss Grundbedürfnisse und Eigensinn absichern helfen. Entscheidend ist, dass man sich nicht selbst verrät. Selbstwertgefühl und Stolz sind wichtig als die unbedingte Beseitigung möglicher Restsymptome. Jede Behandlung – ob nun biologisch oder sozialpsychiatrisch motiviert – muss in Rechnung stellen, dass gerade Menschen mit Psychoseerfahrung eine hohe Sensibilität dafür haben, ob sie als Person wahrgenommen werden, ob sie als Subjekt ihres Lebens oder als Objekt von Behandlung gesehen werden. In diesem Beispiel geht der Eigensinn manchmal sehr weit. Nur vor dem Hintergrund des Lebenslaufs wird deutlich, wie die psychotischen Wahrnehmungen zustande kommen und wie der Wechsel von extremer Ordnung und großem Eigensinn vielleicht zu verstehen ist. Eine Lehre war: Psychiatrie sollte helfen, Grundbedürfnisse zu sichern, muss Menschen im Grenzbereich von Gesundheit und Krankheit, von Eigensinn und Wahn in ihrem Überlebenskampf beistehen – ohne Vorbedingungen und Auflagen. Zu warten, bis eine akute Gefährdung Zwangsmaßnahmen rechtfertigt, grenzt an Zynismus und vernachlässigt den Vertrauen und Beziehung stiftenden Wert von niedrigschwelligen ambulanten Hilfen.

(H) Rückzug dient dem eigenen Schutz. Wer vordringen will, braucht Behutsamkeit und Geduld. Die Psychose kann auch eine Zuflucht sein; sie aufzugeben, erfordert geduldige Begleitung. Ein Medikament ist (vielleicht) ein kleiner Teil der Hilfe: Der Blick wird etwas klarer, die Verzweiflung dafür aber vielleicht auch erst mal größer. Ob es gelingt, die Hilfe anzunehmen, hängt vor allem von der Beziehung ab: »Annehmen kann ich Hilfe nur, wenn sie nicht überlegen-großkotzig daherkommt. Ihr erreicht mehr, wenn ihr auch eure Schwächen zugebt.

Ich habe auch meinen Stolz, will, dass meine Stärken gesehen werden, egal wie klein ich wirke.« – Die Familie wird in diesem Beispiel lange allein gelassen. Ihre Haltefähigkeit ist bewundernswert. Doch auch in einer solchen Familie kann die uns eigene Ambivalenz wirksam werden: »Ich bin auf meine Eltern angewiesen, aber umso mehr muss ich mich auch abgrenzen, manchmal auch um den Preis der psychotischen Wahrnehmungen«.

(I) »Ich habe versucht, es allen recht zu machen. Konflikte auszutragen, fiel mir schwer. Nur in der Manie hatte ich alle Fäden in der Hand. Die Gruppe hat mir geholfen, mal keine Rücksicht zu nehmen und mein Ding durchzuziehen, so vorsichtig und rechtzeitig, dass ich nicht manisch werden brauchte. Vorher war ich jedes Jahr manisch.« Es ist wichtiger, Widerspruch und Auflehnung, ungewöhnliche Wünsche und Bedürfnisse im Alltag unterzubringen, statt sie in übersteigerter Form immer nur für die Manie aufzuheben. Es allen recht zu machen und allen Erwartungen genügen zu wollen, macht depressiv oder treibt in die Manie. Vor dem Hintergrund dieser Geschichte erscheint die in der Akte fixierte Diagnose einer »jahreszeitlich fixierten biologisch bedingten Manie« absurd. Wir tragen Verantwortung für unsere Sprache, sollten vorsichtiger mit unseren Behauptungen sein und besser hinsehen.

(J) Sich auf eine Therapie einzulassen, ist ein großes Wagnis. Jede Therapie birgt die Gefahr des Missbrauchs, gerade wenn sie wichtig ist. Wessen Ziele sind ausschlaggebend? Wer definiert Erfolg oder Misserfolg? Wer ist dafür verantwortlich? »Zu ertragen sind nur Therapeuten, die nichts von mir wollen.« Stofftiere sind leichter mitzunehmen. Jede Therapie ist auch eine Zumutung, die Bedürfnisse weckt, die nicht zu erfüllen sind, und Schmerzen hinterlässt, die bleiben. Jede Therapie ist »auszehrend«, egal wie groß der Hunger ist. Nur wer das weiß, darf diese Arbeit trotzdem wagen.

(K) Die wirklich tiefen Themen brauchen Zeit. Die Psychose hat eine doppelte Botschaft: Sie weist auf tiefe Konflikte hin, versteckt sie zugleich: »Bevor ich mich auf Ihre Welt einlasse, müssen Sie sich in meine begeben. Bevor ich mich von meinen ungewöhnlichen Gedanken lösen kann, müssen Sie sich Mühe geben, deren Wahrheit zu erkunden. Bevor ich mich mit meinem Bruder und dem Tod meines Freundes beschäftigen kann, müssen Sie durch ein Sperrfeuer durch.« Beim Umgang mit Drogen kann die Wahrnehmung verzerrt sein: »Klar sind die Drogen Gift, aber was spielt das für eine Rolle, wenn wir uns demnächst molekular (virtuell) ernähren können?« Hier ist es gar nicht so einfach, zu unterscheiden, ob die benannte Art der Ernährung Produkt der Psychose ist oder umgekehrt Angst vor gesellschaftlichen Entwicklungen die Psychose triggert. – Bei der Frage der Akzeptanz von Behandlungsangeboten scheint der Vergleich mit somatischen Behandlungen und der Verzicht auf Abstinenz manchmal wirksam zu sein: »Bei den Medikamenten haben Sie recht, wenn ich meinem Körper Cannabis zumute, kann es auch mal Solian® sein. Merkwürdig: Dass Sie wegen Ihres Blutdrucks in einer Klinik waren, hat es mir erleichtert, auch mal auf Station zu gehen. Die Mitarbeiter dort waren erstaunlich cool, haben mein Chaos im Zimmer lange mitgemacht.« Manche Umschwünge kommen unerwartet und unerklärlich; das gilt auch für positive Entwicklungen: »Irgendwann hatte ich richtig Bock, wieder zur Schule zu gehen. Warum, weiß ich auch nicht genau.«

(L) Diese Geschichte erzählt von einer Künstlerin – im doppelten Sinne. Die Kreativität ist eine große Ressource und bringt viel Resonanz; doch auch die Lebenskunst ist beeindruckend: »Ich brauche meinen eigenen Rhythmus, muss manchmal bewusst langsam machen. Ich brauche meinen Freund, der mich so nimmt, wie ich bin, und nicht dauernd an irgendwelche Erkrankungen denkt. Die Medikamente führen vor allem dann in die Irre, wenn man sich zu sehr auf sie verlässt, und dabei vergisst, dass man die Verantwortung für sein Leben selbst tragen muss.«

(M) In dieser Geschichte greift die Psychiatrie offensichtlich zu kurz. Das Netzwerk Stimmenhören (NeSt) hat die komplexere und hilfreichere Botschaft: »Meine Stimmen hatten eine wichtige Botschaft: Es kommt im Leben nicht nur auf Höchstleistung an. Wie kommt ihr dazu, das alles als Schizophrenie abzutun? Habt ihr auch nur Leistung im Kopf?« Die Stimmen zu bekämpfen, lässt sie stärker werden. Sich ihnen wohlwollend zu nähern, macht sie freundlicher. Es ist wichtig, wieder Herr im eigenen Haus zu werden, sich nicht alles gefallen zu lassen, nicht immer auf Empfang zu sein, sondern auch gegenzuhalten und z.B.

Sprechzeiten zu vereinbaren. Umgekehrt haben die Stimmen aber auch was zu sagen; sie kommen ja aus einem selbst. Es ist wichtig, hinzuhören und im Dialog zu sein, mit sich und den Stimmen.

(N) Psychosen können eine symbolische Bedeutung haben. Um sie zu entschlüsseln, kann es eine unabhängige Beziehung erfordern. In der alltäglichen familiären Beziehung kann das schwierig sein: »Ich wollte meine Erkrankung nicht wahrhaben. Meine Abhängigkeit auch nicht – weder die von meinen Eltern noch die von den Drogen. Das mit der Gesichtsoperation war kein Wahn, sondern eine Finte. Ich drohte, mein Gesicht zu verlieren, und wollte es wahren. Die Verhandlungen mit den Eltern waren nervig, aber notwendig.«

(O) Voraussetzungen für das Zustandekommen dieses Kontaktes waren ein schneller unkomplizierter Termin, das sofortige Einbeziehen der wichtigen Bezugspersonen, auf die sich auch der Konflikt und die Krankheitssymptome beziehen, und nicht, auf sofortiger Medikation zu bestehen. Eine vertrauensvolle Beziehung zu entwickeln, braucht Zeit. Genauso wichtig war es, die Symptome nicht vorschnell einzuordnen, sondern gemeinsam zu hinterfragen und nicht zu sehr auf Angst- und Zwangssymptomatik fixiert zu sein, da ein tieferes Verstehen sonst blockiert worden wäre: »Ich war schon sehr erstaunt, dass Sie gleich Zeit hatten. Und dass Sie meine Mutter herbekommen haben, war erstaunlich. Das weckte Hoffnung. Meine Mutter soll zugeben, dass ich es sehr schwer hatte früher. Vielleicht kann ich dann die Vergangenheit ruhen lassen. Ich habe ja nur das eine Leben. Aber wieso interessieren Sie sich gar nicht für meine vielen Symptome und bestehen gar nicht auf Medikamente? Ist was anderes wichtiger?«

(P) Am Anfang stand ein Machtkampf: Wessen Sprachcode gilt: Psychose oder Parasit? Selbstbehauptung oder -zerstörung? Neuroleptikum oder Gift? Dahinter stehen tiefere Konflikte und wichtigere Fragen: Wie gelingt es, aus dem Teufelskreis Leistung, Überforderung, Arroganz und Einsamkeit herauszukommen: »Ich lebe mit einem Parasiten und muss mich ständig gegen ihn behaupten. Wenn Sie mir helfen wollen, ihn zu beseitigen, müssen Sie mich ernst nehmen. Euren Mitteln traue ich nicht; ihr wollt mir doch nur eine Psychose anhängen. Wenn ich nicht will, könnt ihr mich zu nichts zwingen. Ich habe schon eine Besetzung, ich brauche keine zweite.« Erst im zweiten Anlauf gelingt es, ein weniger abhängiges und weniger überforderndes Leben zu führen, ohne sich selbst wie ein Parasit zu fühle

(Q) Im Hintergrund steht eine tragische Familiengeschichte: Das Verschwinden des älteren Bruders hat das Familiensystem nachhaltig erschüttert. Die Entwicklung einer Psychose kann als Versuch angesehen werden, der Situation zu entkommen, ohne sie zu verlassen. Der Hintergrund bleibt bestimmend, ohne dass es möglich ist, dafür noch Worte zu finden. Vermutlich gelingt der Austausch nur, weil er zu Hause stattfindet: »Erst fand ich das ja penetrant, als da plötzlich zwei Fremde auf dem Sofa im Wohnzimmer saßen. Dann war ich erstaunt, was meine Eltern alles bewegt. Ich habe ja nun selbst angefangen, wieder mehr aus dem Haus zu gehen, und habe mir einen Job besorgt. Aber das war schwerer, als ich dachte. Lange Zeit lag eine große Lähmung über allen. Schritt für Schritt, heißt dieser Zeitabschnitt. Dabei ist es gar nicht leicht, es meiner Mutter recht zu machen. Die ist weiter in der Zukunft, mein Vater manchmal eher in der Vergangenheit bei meinem Bruder. Aber vielleicht treffen wir uns ja mal wieder in der Gegenwart, z.B. bei unserem nächsten Gespräch?«

Übersicht der Geschichten

Geschlecht Von den nun 17 Geschichten erzählen sieben von Frauen, zehn von Männern.

Alter Einige sind noch jung: Marc, Frau Abel, Herr Hess, Herr Rahn, Herr Belicante, Herr von Kücknitz. Herr Kemme ist über fünfzig Jahre alt, der Rest um die dreißig Jahre.

Diagnosen Mindestens vier Geschichten – Frau Gross (B), Herr Kunz (E), Frau Kunst (I) und Herr Hess (K) haben vor allem auch mit starken Schwankungen von Stimmung und Antrieb, also mit bipolaren Störungen zu tun. Frau Wöhler (J) hat eine schwere Traumatisierung erlebt. Die anderen sind dem Bereich der kognitiven (schizophrenen) Psychosen zuzuordnen Einige hatten verschiedene Diagnosen, bei Einzelnen ist die Diagnose immer noch unklar. Oft spielten zusätzliche Sucht-, Angst- und Zwangsstörungen eine Rolle. Die Angst vor Diagnostik und Stigmatisierung war in vielen Geschichten zentral.

Kontext Zwei berichten selbst in Form von Briefen, Frau Wöhler (J) und Jutta Jentges (L), eine hat mir ihre Geschichte erzählt (Frau Abel, G); außer bei ihr und bei Jutta war ich unmittelbar beteiligt, oft aber nicht als einziger. Sibylle Prins hat mir ihre Geschichte im Zusammenhang eines gemeinsamen Kongresses gegeben, inzwischen aber auch selbst veröffentlicht (PRINS 2004). In vielen Fällen hatte ich unmittelbare oder mittelbare Unterstützung von Kolleginnen und Kollegen aus der Sozialpsychiatrischen Ambulanz, die mit einigen zusätzlichen teilstationären Plätzen einer Krisentagesklinik speziell für junge Menschen eine integrierte Behandlungseinheit bildet. Bei Marc war vor allem Katja Hübner als Nachbarin aktiv; sie hat im wunderbaren Buch »Okay, danke, ciao!« ihre Erfahrungen aufgeschrieben, das ich auch wegen seiner Unbefangenheit gegenüber der Psychiatrie sehr empfehlen möchte (HÜBNER 2021). Einige Kontakte wären ohne aufwendige Hausbesuche und die Bereitschaft zu Treffen außerhalb der Ambulanz gar nicht zustande gekommen (D, H, K, Q). Andere profitierten von den niedrigschwelligen Angeboten der Ambulanz (G, O) oder von der Bereitschaft zu ungeplanten Terminen und Interventionen (K, N, O, P). Vor allem die Geschichten von Frau Kunst (I) und Herrn Belicante (O) berichten von plötzlichen Wendungen innerhalb eines gruppen- bzw. einzelpsychotherapeutischen Prozesses.

Erstkontakt Um die Schwierigkeit, einen ersten Kontakt herzustellen, geht es vor allem bei Marc (C), Herrn Bader (H), Herrn Rahn (N), Herrn Belicante (O), Herrn Adamcek (P) und Herrn von Kücknitz (Q).

Beteiligung der Familie Bei neun Geschichten (D, E, H, K, M, N, O, P, Q) ist die Familie oder Partnerschaft unmittelbar, bei sechs (A, B, G, I, J, L) mittelbar beteiligt. Bei fünf Geschichten (D, H, K, N, Q) wäre der Kontakt – ohne erhebliche Anstrengungen der Angehörigen und Vorleistungen – gemeinsam mit ihnen nicht zustande gekommen; bei einer sehr besonderen Geschichte (C) hatte diese Rolle eine Nachbarin. Auch bei Frau Abel (G) brachte die Initiative der Mutter eine entscheidende Wendung.

Institutioneller Rahmen

Die Sozialpsychiatrische Ambulanz bildet mit einigen wenigen teilstationären Plätzen der Krisentagesklinik eine integrierte Behandlungseinheit für Ersterkrankte, Psychoseerfahrene und Menschen mit bipolarer Störung. Als Institutsambulanz richtet sie sich vor allem an Menschen, die aufgrund ihrer Erkrankung und zusätzlicher sozialer Probleme bei niedergelassenen Ärztinnen und Psychotherapeuten nicht ausreichend versorgt sind. Die Arbeit mit eher eigensinnigen Patientinnen und Patienten prägte das Konzept von Anfang an; dabei spielten die trialogischen Erfahrungen der Psychoseseminare eine große Rolle.

Zum Angebot gehören:

- niedrigschwellige Angebote (offene Treffs, Frühstück zu Wochenbeginn u. a.) und die Bereitschaft zu aufsuchenden Interventionen, die Lebensumfeld und Familie einbeziehen,
- langfristige, kontinuierliche therapeutische Begleitung mit hoher Flexibilität hinsichtlich Methodik, Dichte, Dauer, Ort und Setting der einzelnen Termine; sie ist strukturübergreifend, gilt also auch während (teil-)stationärer Phasen,
- vielfältige offene und verbindliche, psycho-, sozio- und kreativtherapeutische Gruppen, mit zum Teil sehr spezieller Konzeption, z.B. für bipolare Menschen, Stimmenhörerinnen und Stimmenhörer, Ersterkrankte mit zusätzlichen Suchtproblemen u. a.

Die frühe Einbeziehung der Familie, ein eher offenes anthropologisches Verständnis von Psychosen und bipolaren Störungen, die Arbeit mit Ressourcen und mit Peergroup-Erfahrungen prägen die Kultur.

Durch die Integration von etwa 350 ambulanten und fünf bis zehn teilstationären Plätzen sowie die enge Zusammenarbeit mit einer offenen Station kann viel Flexibilität und Kontinuität gewährleistet werden. Die teilstationären Plätze sind auf junge Menschen (17 bis 27 Jahren) ausgerichtet; viele davon sind ersterkrankt. Auch hier ist das Setting flexibel, bedürfnisorientiert und bezieht Umfeld und Familie von Anfang an mit ein. Das Gesamtteam umfasst etwa zehn Mitarbeitende und viele Berufsbereiche: Medizin, Psychologie, Sozialarbeit, Fachkrankenpflege, Psychotherapie. Die psychotherapeutische Ausrichtung ist vielfältig: kognitive Verhaltenstherapie und tiefenpsychologische Verfahren, Familien-, Kunst- und Tanztherapie. Eine wichtige Rolle gerade im Umgang mit eigensinnigen Menschen spielt das integrierte, aber eigenständige Angebote des Peerteams, zwei Genesungsbegleiterinnen für Betroffene oder Erfahrene und eine Peerbegleiterin für Angehörige. Der Bereich Hometreatment ist inzwischen ausgeweitet worden – erst im Rahmen von Projekten, dann als Teil der Regelversorgung –, jeweils auch mit der Unterstützung von Genesungsbegleitenden oder Peers.

Gleichzeitig ist dieses Gebilde Teil der Universitätsklinik, und diese steht unter dem Druck, sich am wissenschaftlichen Mainstream und an ökonomischen Interessen auszurichten: Immerhin ist im Forschungsbereich inzwischen eine eigene Arbeitsgruppe für sozialpsychiatrische partizipative Forschung entstanden. Die Integrierte Versorgung schafft mehr Kontinuität und Unabhängigkeit von stationärer Versorgung. Hier gelingt es, auch eigensinnigen Menschen mehr Halt zu bieten und das Risiko von Zwangsmaßnahmen deutlich zu reduzieren. Ansonsten hinterlässt die Ökonomisierung Spuren, sollen Standards (hinsichtlich Diagnostik und Therapie) Sicherheit geben – mit dem Risiko, eigensinnige Patientinnen und Patienten zu verlieren.

Der konkrete Freiraum der therapeutischen Arbeit ist gegen diese Trends und die dahinterstehenden wirtschaftlichen Interessen durchzusetzen. Das kann nur im Team und mit einer eigenen Idee und Haltung gelingen, wird perspektivisch aber von Ideen und Konzepten wie Recovery und Peersupport gestützt und getragen.

Lehren eigensinniger Menschen und ihrer Angehörigen

Psychose und Eigensinn

Im Moment der Psychose sind Menschen im mehrfachen Wortsinn eigensinnig: Ihre Sinne gehen eigene Wege. Die Wahrnehmungen werden eigen-sinnig. Die moderne Hirnforschung zeigt, wie wenig erstaunlich das ist, da die Nerven im Hör- oder Sehzentrum nur zu einem kleinen Teil von den Sinnesorganen, ansonsten aus vielen anderen Regionen, die mit Erwartungen und Erinnerungen, allgemeiner Emotionalität oder Aktivität zu tun haben, gespeist werden. Die Wahrnehmung der Realität ist verändert. Die Gedanken sind sprunghaft. Das Verhalten wird unverständlich – auch ein Versuch, sich vor dem vermeintlichen Zugriff anderer auf einen letzten Hort von Eigenheit zu retten!

In Psychosen ringen Menschen um das Eigene und um Sinn. Das gilt für alle Menschen, wird in Psychosen aber existenzieller: Eine bestimmte Nähe wird wie ein Eindringen erlebt. Beim Ringen um Sinn und Bedeutung wird zur Not auch eine Umdeutung der Realität in Kauf genommen. Das Ringen um die eigenen Grenzen geht notwendig nach innen: Wer bin ich, wo höre ich auf, wo fängt der andere an? Was ist mein Wesen, meine Eigenheit? Das Ringen um Sinn richtet sich notwendiger Weise auch nach außen: Warum bin ich so (anders als sonst)? Was ist meine Aufgabe, meine Bestimmung, wer bin ich für andere? Wie kann ich balancieren zwischen Bindung und Autonomie? Insofern verpflichtet das Mühen um Eigensinn die biologischen Expertinnen und Experten, die psychotherapeutischen Eigenbrötler und Eigenbrötlerinnen und die sozialpsychiatrischen Sinnsucher und Sinnsucherinnen zur Zusammenarbeit.

Langzeitverlauf und Prognose

Überraschende Wendungen sind auch zu einem späten Zeitpunkt möglich (siehe vor allem Geschichten B, C, E, L, O). Entwicklungen sind manchmal dann am ehesten möglich, wenn niemand damit rechnet, wenn der Erwartungsdruck minimal ist. Auch ein langfristiger Verlauf rechtfertigt keinen therapeutischen Nihilismus. So erscheint ebenfalls die Verknüpfung der Prognose mit der Dauer des unbehandelten Verlaufs fragwürdig. Entscheidend sind Flexibilität und Kontinuität. Voraussetzung für Veränderung sind eine akzeptierende Haltung, eine tragfähige Beziehung und geduldige Hoffnung.

Krankheitseinsicht als therapeutische Vorleistung

Krankheitseinsicht erweist sich als ein hochkomplexer dialogischer Prozess, mit einer komplizierten Gewinn- und Verlustrechnung und mit vielen Abstufungen, die jeweils eine eigene Bedeutung haben. So offenbart der Wunsch nach einer Krankschreibung nichts anderes als Krankheitseinsicht mit Bezug auf die Schutzfunktion des Krankheitsbegriffs. Die nachhaltige Abwehr einer bestimmten Diagnose hingegen macht deutlich, dass Krankheitseinsicht auch mit (Selbst-)Stigmatisierung zu tun, also einen Preis hat, dass sie nicht nur von Patientenvariablen abhängt, sondern auch von der Qualität der therapeutischen Beziehung und der sprachlichen Fähigkeit des Behandlers (BOCK 2014; BOCK, HEINZ 2016).

Professionelle Krankheitseinsicht bedeutet, dass wir Einsicht nehmen, nicht in eine abstrakte Krankheit (die existiert nur in Lehrbüchern), sondern in die konkrete individuelle, soziale und biografische Wirklichkeit des Menschen uns gegenüber – so viel und so weit er uns lässt. Dabei ist auch die psychotische Unverständlichkeit anzunehmen und zunächst mal zu akzeptieren als ein schützender Versuch, sich dem Zugriff zu entziehen. In diesem Zusammenhang werden dann auch der Rückzug und die Negativsymptomatik zu mehr als nur zu einem die Prognose belastenden Krankheitsmerkmal. Diese Sichtweise belastet die Prognose, nicht der Rückzug.

Compliance als Ergebnis gemeinsamer Anstrengungen

Compliance kann nichts anderes sein als das Ergebnis eines gemeinsamen Ringens um Kooperation, abhängig von der Bereitschaft beider Seiten – Patient und Behandler – sich zu bewegen und aufeinander zuzugehen. Es geht also um die Compliance beider Seiten. Das schließt Kompromisse und mühsame Prozesse, Fehler und Korrekturen bedingungslos mit ein. Wir haben keine unbedingt und für jeden Einzelfall richtigen Maßstäbe, auch wenn Behandlungsrichtlinien uns das vortäuschen. Diese geben immer nur eine statistische Wahrscheinlichkeit wieder, nicht aber die klare Orientierung für den Einzelfall. Wir dürfen und müssen unsere klinische Erfahrung einbringen; aber wenn wir Compliance handhaben wie ein Unterwerfungsritual, dann lassen wir systematisch gerade die Patientinnen und Patienten im Stich, die am meisten unsere Hilfe brauchen. »Professionelle Compliance« bedeutet, dass wir unser Denken transparent machen, unser Handeln und Sprechen anschlussfähig gestalten, eigensinnige Ideen und Erklärungen würdigen, Stärken wahrnehmen und eigene Schwächen zeigen.

Eigensinn und Lebensqualität

Wer Krankheitseinsicht und Compliance rigide handhabt, ignoriert, dass Psychosepatientinnen und -patienten eigentlich qua definitionem damit Mühe haben. Er hat aber vor allem das Grundproblem der allermeisten Menschen mit Psychoseerfahrung nicht begriffen – die schwierige Balance zwischen dem Wunsch nach Bindung und dem ebenso starken Wunsch nach Autonomie. Diese Balance ist für niemanden leicht, aber für psychosenahe Menschen insbesondere in Lebenskrisen oft nur um den Preis des Realitätsbezugs zu lösen. Nach einer großen Studie von Wolfgang Rössler (u. a. 1999) haben Psychoseerfahrene mit »idiosynkratischen (= eigensinnigen) Krankheitskonzepten« eine höhere Lebensqualität, weniger Depressionen und weniger Suizidalität. Es lohnt also, das Ringen um Autonomie geduldig zu unterstützen und einer bedingungslosen Unterordnung eher entgegenzuwirken.

Je früher – desto vorsichtiger

Vorsichtige Zurückhaltung begründet kein Nichtstun. Im Gegenteil: Wir müssen auch aufsuchend arbeiten, um eigensinnige Menschen zu erreichen, müssen Auswärtsspiele riskieren, Hometreatment gestalten – aber nicht mit einer invasiven Haltung, sondern mit verstehender Akzeptanz. Es ist gut, junge psychotische Menschen so weit wie möglich vor der psychiatrischen Stigmatisierung zu bewahren, aber nicht, indem ich die Psychiatrie zu ihnen nach Hause trage – und sei es nur durch die abgenutzten Konzepte in meinem Kopf. Natürlich darf ich auch die psychiatrischen Hilfsmittel mitbringen und einsetzen, aber mein Kopf muss frei sein für die Wahrnehmungen und das Erleben des anderen. Seine Subjektivität gilt es zu stärken und zu stützen, nicht meine fragwürdige Objektivität. Ihn gilt es zu verstehen – im Rückzug, im Sich-fremd-Werden, im Verrücktsein. Ihn gilt es zu entängstigen – durch meine Präsenz, und wenn es denn Sinn macht, auch durch Medikamente.

Beziehung und Medikation

Die Beziehung, die ich aufnehme, darf kein Mittel zum Zweck sein (»Ich besuche dich, um Compliance aufzubauen«); denn dann wäre sie unehrlich und missbräuchlich. Meine Anstrengungen dienen dem Ziel, Vertrauen zu erwerben, Beziehung herzustellen – zu mir und im Spiegel über mich auch zu sich selbst. Diese Arbeit braucht Kreativität und Fantasie. Auf diesem Wege lerne ich verschiedene Hilfsmittel kennen – die Ressourcen des Einzelnen, die der Familie. (Welche Krisen haben die Patientin oder der Patient und die Familie schon bewältigt? Was ist diesmal anders? Was signalisiert die aktuelle Situation?) Selbstverständlich bringe ich meine Hilfsmittel mit – meine wohlwollende Neutralität, unbefangene Sympathie, optimistische Erfahrung, haltende Präsenz, Entlastung, Strukturierung, Zuwendung. Dazu kann bei Bedarf auch die Möglichkeit zur pharmakologischen Entängstigung, Distanzierung, Beruhigung gehören. Nicht die Tatsache, dass, sondern wann und wie ich Medikamente anbiete, entscheidet, ob sie angenommen werden können, und sogar, wie sie wirken. Dabei geht es um mehr als die vermeintlich richtige Information und um so viel mehr als um »Edukation«.

Der Erstkontakt als Bahnung

Unter den viel diskutierten Faktoren, die Verlauf und Rehospitalisierungsrate mitbestimmen, ragt einer heraus: Die erste Aufnahme erhöht die Wahrscheinlichkeit der zweiten (Fenton u.a. 1989). Die Art und Weise des ersten Kontakts bahnt die Behandlung nicht nur im quantitativen, sondern auch im qualitativen Sinn. Sprache und Beziehung entscheiden über das Ausmaß der (Selbst-)Stigmatisierung mit. Kontinuität reduziert die Zwangseinweisungsrate. Und der Ort der Erstbehandlung beeinflusst die Wahrscheinlichkeit späterer Hospitalisierung. Insofern belegen die Geschichten die Erfahrungen aus Skandinavien mit der langfristig positiven Wirkung einer bedürfnisorientierten Behandlung, insbesondere im Rahmen des Hometreatments (Alanen 2001). Der Ausbau der ambulanten Ressourcen in Kliniken und die frühe Einbeziehung der Angehörigen in der Erstbehandlung ist also aus therapeutischen und ökonomischen Gründen zu fordern.

Kampf gegen Vorurteile – Eigensinn statt Überanpassung

Aufklärung und Information sind nur gemeinsam glaubwürdig.

Vorurteile gegenüber psychischen Erkrankungen sind so verbreitet, dass die Zahl derer, die darunter leiden, beträchtlich ist. Vor allem Menschen mit der Diagnose Schizophrenie und ihre Familien erleben Stigmatisierung. Angst und sozialer Rückzug sind die Folge(n). Vorurteile gefährden individuelle therapeutische Fortschritte, die Ressourcen der Familie und die strukturelle Weiterentwicklung der Psychiatrie. Insofern sind die Bemühungen, der Stigmatisierung entgegenzuwirken, ein gemeinsames Anliegen von Erfahrenen, Angehörigen und in der Psychiatrie Tätigen und können gemeinsame Anstrengungen besonders glaubwürdig und überzeugend sein.

Besonders betroffen sind Menschen mit den Diagnosen schizophrene und affektive Psychose (hier besonders manisch-depressive Erkrankung). Beide Diagnosegruppen betreffen jeweils mindestens 1 bis 2 Prozent der Bevölkerung. Bezieht man die Angehörigen mit ein, sind also fast fünf Millionen Menschen in Deutschland direkt oder indirekt betroffen. Einseitige Medienberichte, aber auch frühere Fehleinschätzungen der Psychiatrie halten Vorurteile aufrecht, die wissenschaftlich längst widerlegt sind: Die Betroffenen seien »gefährlich, unheilbar, unberechenbar«; ihre Persönlichkeit sei »gespalten«, »die Eltern schuld an der Erkrankung«. Gewissermaßen als Vorurteil der Zukunft droht die reduktionistische Sicht auf Psychosen als eine reine Hirnstörung.

Die Wissenschaft allein ist überfordert, Vorurteilen entgegenzuwirken. Glaubwürdig und überzeugend ist sie nur im Dialog mit Betroffenen und Angehörigen, die ihre eigene Geschichte erzählen. Die einschlägige Forschung wie auch die praktischen Erfahrungen zeigen: Vorurteile lassen sich nicht in erster Linie durch fachliche Vorträge, sondern eher durch individuelle Geschichten und persönliche Begegnung beseitigen.

Stigmatisierung als klinischer Prozess

Die »Zuordnung gesellschaftlich negativ bewerteter Merkmale«, so die soziologische Definition von Stigmatisierung, geschieht in der Psychiatrie und nicht erst anschließend. Eine Psychiatrie, die sich in der Antistigmaarbeit glaubwürdig engagieren will, sollte sich also selbst nicht ausklammern, sondern bewusst einbeziehen. Begreift man Stigmatisierung als kommunikativen Prozess, dann sind zu verschiedenen Zeitpunkten verschiedene positive und negative Rückkopplungen von Definitionen und Selbstzuschreibungen zu unterscheiden:

- Eine Psychiatrie, die mit Diagnosen vorsichtig umgeht, die sich um eine gemeinsame Sprache bemüht, Symptome nicht nur bekämpft, sondern auch zu verstehen sucht, Selbstverstehen und Selbstverständlichkeit fördert, die Angehörige einbezieht und in ihren Aufgaben stützt, betreibt individuelle Antistigmaarbeit, wie sie später in allgemeiner Öffentlichkeitsarbeit nicht wirksamer betrieben werden kann.
- Eine Psychiatrie, die Diagnosen ebenso schematisch zuordnet wie Behandlungsstandards, die sich auf ihre medizinische Fremdsprache beschränkt und Symptome ausschließlich wie Fremdkörper bekämpft, die den Betroffenen von seinen (verrückten) Wahrnehmungen noch weiter entfremdet, seine tiefer liegenden Gefühle und Konflikte nicht aufgreift, sondern weiter abspaltet, die Angehörige nicht oder nicht rechtzeitig einbezieht und auch selbst keine Behandlungskontinuität anbietet oder zu organisieren vermag, betreibt eine Stigmatisierung, weil sie Fremdheit auf allen Ebenen verstärkt, statt sie zu mindern, ein Prozess, der später durch noch so große Anstrengungen nicht aufzuheben ist.

Stigma und Menschenbild

Wer aufgrund welcher Merkmale stigmatisierbar ist, hängt nicht nur von der Besonderheit des Einzelnen, sondern auch vom allgemeinen Menschenbild ab. Gilt das in manchen Medien propagierte Bild des erfolgreichen, flexiblen, dynamischen und ewig jungen Menschen als nicht hinterfragbares Maß, dann ist jede Abweichung davon stigmatisierbar. Wird der Mensch symbolisch als gleichmäßig rundes Wesen abgebildet, dann ist jede Ausbuchtung dieses idealrunden Kreises ein potenzielles Stigma.

Eine in diesen Kontext eingeengte Behandlung versucht, den Menschen dem vermeintlichen Ideal wieder anzunähern und erhöht so noch das Risiko der Stigmatisierung. Antistigmaarbeit hat ein entgegengesetztes Anliegen: Sie will deutlich machen, dass das Ideal des allzeit und allseits ebenen und runden Menschen nicht der Wirklichkeit entspricht. Es geht ihr darum, das Bild vom Menschen zu erweitern – in der Psychiatrie und in der Gesellschaft. An dieser Stelle hat dann Antistigmaarbeit nicht nur eine psychiatriepolitische und »caritative«, sondern bildungspolitische und präventive Bedeutung.

Toleranz und Sensibilität – Aufklärung und Prävention

Ziel der trialogischen Begegnungs- und Fortbildungsprojekte sind mehr Sensibilität und Toleranz – im Umgang mit sich und anderen. Beides sind wesentliche Voraussetzungen für seelische Gesundheit. Insofern dient der Kampf gegen Vorurteile der Inklusion und der Prävention. Das setzt aber voraus, dass die Psychiatrie ihren aktuellen und historischen Anteil erkennt: Stigmatisierung als »Zuordnung negativ bewerteter Merkmale« geschieht im Moment der Diagnosestellung und gibt uns in der Psychiatrie Tätigen damit eine Verantwortung für Sprache und Beziehung. Zugleich spiegeln die öffentlichen Vorurteile heute die Fehleinschätzungen der Psychiatrie gestern. Der Ausweg aus diesem doppelten Dilemma erfordert eine andere Sprache, eine anthropologische Sicht auf psychische Erkrankung und mehr Respekt für Eigensinn.

Plädoyer für eine neue Kooperationskultur

Insgesamt geht es um eine neue Kooperationskultur, die auch vor der Pharmakotherapie nicht haltmacht: Krankheitseinsicht ist zunächst einmal unsere Aufgabe, und zwar nicht im Sinne einer Einsicht in eine abstrakte Krankheit, sondern in konkrete Entwicklungslinien und Lebensumstände. Compliance ist nicht als Vorleistung der Patientinnen und Patienten anzusehen, sondern als eine gemeinsame Aufgabe. Wir bringen unser allgemeines Wissen und unsere Erfahrung ein (es ist wenig genug), den Verlauf eines jeden Einzelnen vorhersagen können wir (zum Glück) nicht. Wir müssen aber immer bereit sein, zu irren und durch Irrtümer zu begleiten.

Wenn Stationen Patientinnen und Patienten, die Schutz suchen, aber keine Medikamente wollen, ablehnen, wenn Einrichtungen des Betreuten Wohnens eine bestimmte Therapie zur Voraussetzung machen, dann machen sie es sich allzu bequem: Unsere eigentliche psychiatrische, psychologische, pflegerische, psychotherapeutische Arbeit fängt doch beim Dissens erst an. Vorher könnten wir auch an eine Apotheke verweisen. Gerade im Umgang mit Psychoseerfahrenen, die Mühe haben, die eigenen Grenzen zu spüren und zu wahren, ist der Umgang mit Grenzen, Unterschieden und Eigensinn eine spannende Herausforderung: »Ich bin dieser Meinung, Sie dieser. Was machen wir jetzt? Wer bestimmt? Wer überzeugt wen?« Was ist die Besonderheit des Einzelnen, welche Erfahrungen sind ausschlaggebend? Wo sind seine Grenzen, wo meine? Wie kann ich mich auf jemand anderes einlassen (in beiden Richtungen), wie lerne ich, jemandem zu vertrauen? Die Auseinandersetzung mit diesen Fragen berührt das zentrale Thema der Psychose! Einfach nur Medikamente zu geben und Symptome so nachhaltig zum Verschwinden zu bringen, mag im Ausnahmefall ausreichen; doch diese Beispiele werden in der klinischen Psychiatrie immer seltener werden. Sich auf diese Strategien zu beschränken, ist langweilig und ignorant.

Um das zu verdeutlichen, plädiere ich versuchsweise für eine Umwertung: Wir Profis sind es, die Compliance entwickeln, also kooperativer werden müssen. Die Noncompliance der Patientinnen und Patienten ist als Beziehungsangebot, als eine therapeutische Herausforderung auf dem zentralen Feld der Psychose zu sehen: Wer bestimmt mich? Wo sind meine Grenzen? Wie finde ich eine Balance zwischen Selbst- und Fremdbestimmung, zwischen Bindung und Autonomie? Eigensinn verweist auf Lebensqualität und innere Kraft. Wenn uns also in Zukunft eine Patientin oder ein Patient nicht in jedem Fall folgt, wenn sie oder er die Standardmedikation nicht begeistert annimmt, sondern Vorbehalte äußert, und wenn es uns gelingt, um Kooperation zu ringen, dann dürfen wir auf eine gute Prognose schließen. Wenn eine Patientin oder ein Patient aber allzu brav alles annimmt, was wir verschreiben oder vorschreiben, dann sollten wir skeptisch sein und uns fragen, was schiefläuft und was wir falsch gemacht haben.

Es wird Zeit, dass wir die Höllenhunde am Eingang der Psychiatrie verjagen. Lang genug haben sie dafür gesorgt, dass die Ressourcen extrem ungleich verteilt wurden, Betroffene und ihre Familien in besonders schwierigen Phasen allein gelassen werden. Der notwendigen Umstrukturierung unserer Angebote und der Entwicklung einer tragfähigen Grundhaltung stehen sie im Weg.

Strukturelle Voraussetzungen für eine neue Kooperationskultur

Es geht in diesem Zusammenhang um Respekt und Dialog, um eine psychotherapeutische Grundhaltung als Voraussetzung auch für das Gelingen einer guten und tragfähigen Pharmakotherapie (Zaumseil, Terzioglu 2005; Terzioglu 2005). Es geht aber auch um zeitliche Verfügbarkeit und Flexibilität. Die aktuelle Budgetierung wird dem in keiner Weise gerecht. Die weit höheren stationären Folgekosten zahlt die Versichertengemeinschaft. Noch immer sind die klinischen Versorgungsstrukturen zu wenig durchlässig und zu sehr auf stationäre Versorgung ausgerichtet. Vor allem sind sie insgesamt – also ambulant wie stationär – zu sehr von Abwarten bestimmt. Die Klinik wartet auf die Einweisung, der niedergelassene Arzt auf den wartezimmerfähigen Patienten, der psychiatrische (Not-)Dienst auf die Selbst- oder Fremdgefährdung. Die am meisten hilfebedürftigen Patientinnen und Patienten und ihre Familien gehen leer aus. Notwendig sind strukturübergreifende Behandlungskontinuität (derselbe Arzt, dieselbe Therapeutin, derselbe Krankenpfleger ist bei Bedarf ambulant, teilstationär, stationär zuständig), Konzepte integrativer Versorgung (Bündelung der Ressourcen von Institutsambulanzen, Psychiatrischen Diensten und niedergelassenen Ärzten und Psychotherapeuten) und niedrigschwellige bzw. aufsuchende Angebote.

Notwendig sind entsprechende Krisendienste schon lange, gefordert werden sie insbesondere von den Verbänden der Psychiatrieerfahrenen und der Angehörigen (AG der Psychoseseminare o.J.). Verantwortbar sind sie dann – und nur dann –, wenn es gelingt, Respekt und

Ausdauer zu verbinden, also um die Beziehung zu eigensinnigen psychosenahen Menschen und einsamen Familien zu ringen, nicht um sie von außen zu bestimmen, sondern zunächst einmal, um sie zu halten und zu stützen. Nachhaltige Veränderung geschieht innen und setzt paradoxerweise voraus, sie nicht um jeden Preis von außen zu forcieren.

Die Behandlung von eigensinnigen psychoseerfahrenen Menschen verlangt eine deutliche Verlagerung von Ressourcen in den ambulanten Bereich, zugleich aber auch eine Einbindung der Klinik in die strukturelle Umwandlung. Personenzentrierung in der außerklinischen und strukturübergreifenden Kontinuität in der klinischen Versorgung müssen ineinandergreifen. Vor allem aber dürfen die Reformen sich nicht auf Strukturen beschränken. Die Lehren der Psychoseseminare müssen Maßstab für den psychiatrischen Alltag werden: Ringen um Dialog und partnerschaftliche Zusammenarbeit, selbstverständliche Einbeziehung der Angehörigen, offene Krankheitskonzepte und Respekt für individuelle Erklärungsmodelle und Lebensformen (AG der Psychoseseminare o. J.).

Schlussfolgerung

Insgesamt lassen sich die folgenden Erfahrungen ableiten:

Eigensinn ist eine Herausforderung für alle Beteiligten, zugleich aber auch ein Ausdruck von Überlebenswille, Ringen um Autonomie und Kraft, die gerade im Zusammenhang mit Psychosen eine besondere Bedeutung hat: Wer besonders dünnhäutig ist, sich durchlässig fühlt, muss besondere Wege suchen und finden, seine Eigenheit zu bewahren. Wer den Zugriff anderer erlebt hat oder fürchtet, muss seine Grenzen anders und neu befestigen. Gerade im Zusammenhang mit Psychosen sollten wir Eigensinn wertschätzen – als Überlebensstrategie und als Beziehungsprüfung.

In diesem Zusammenhang weitet sich fast von selbst der Blick auf die Psychose in einem anthropologischen statt nur pathologischem Sinn. Der Maßstab jeder Therapie wird die Beziehungsorientierung; das gilt auch und besonders für die Pharmakotherapie. Nur wer Halt gibt, kann auch Neuroleptika verantworten. Nur wenn es uns gelingt, Vertrauen aufzubauen, können wir auch die Folgen von Nebenwirkungen abschätzen. In einem notwendigerweise komplexen Menschenbild haben somatische Symptome keine ursächliche Bedeutung mehr, aber sie können Ausdruck von Sprache und Wechselwirkung sein. Einzelne medizinische Lehrsätze werden zweitrangig oder entpuppen sich als falsch:

- Die Dauer der unbehandelten Psychose ist kein Prognosekriterium. Auch nach langer Zeit ohne Behandlung sind produktive Behandlungsbeziehungen und Therapieerfolge möglich. Das erfordert nur ungleich mehr Fantasie, Flexibilität und Kontinuität über den Behandlungsstatus hinaus.
- Standardprogramme sind bei Psychosepatientinnen und -patienten grundsätzlich fragwürdig. Psychoseerfahrene Menschen spüren besonders sensibel, ob ihnen Respekt entgegengebracht wird, ob ihre Individualität gewürdigt wird, ob sie als Person oder als Symptomträger gemeint sind.
- Medikamente können hilfreich sein, doch nur im Kontext einer tragfähigen Beziehung. Neben den medizinischen sind die psychologischen Nebenwirkungen mehr zu beachten: Welches Bild vom Menschen, vom Leben, von der Erkrankung wird vermittelt? Wird ein innerer Selbstbezug, ein Selbstverstehen erleichtert oder erschwert? Viele so genannte Noncompliance-Patientinnen und -Patienten lehnen nicht in erster Linie ein bestimmtes Medikament ab, sondern ein reduziertes Verständnis, eine patriarchale Beziehung.
- Mit einem offeneren Verständnis der Erkrankung und einer ehrlichen dialogischen Beziehung sind auch eigensinnige psychosenahe Menschen für eine langfristige therapeutische Strategie zu gewinnen. Wichtig ist jedoch, nicht vordergründig zu taktieren, sondern wirklich kreativ und flexibel Schritte in die Welt des anderen zu wagen.
- Rückfälle zu vermeiden ist ein wichtiges, aber kein unbedingtes Ziel. Das Leben bringt Krisen mit sich, für sehr dünnhäutige Menschen auch das Risiko, den Boden der Realität vorübergehend wieder zu verlieren. Das um jeden Preis vermeiden zu wollen, kann bedeuten, das Leben zu verpassen: Eine solche absolute Strategie kann Negativsymptome und Depressionen geradezu bedingen.

Auch strukturelle Lehren liegen nahe:

- Schon jetzt ist festzustellen, dass eigensinnige psychoseerfahrene Menschen der Psychiatrie einen Spiegel vorhalten: Unsere Ressourcen sind ungerecht verteilt. Die abwartende und unflexible Haltung und der festgezimmerte medizinische Kontext schließen viele Patientinnen und Patienten aus, lassen ihre Angehörigen allein. Die althergebrachte Struktur, nach der niedergelassene Ärztinnen und Ärzte auf den ambulanten und Krankenhausärztinnen und -ärzte auf die stationären Patientinnen und Patienten warten, ist überholt, kostentreibend und unsinnig. Weit mehr Kapazitäten als bisher sind ambulant vorzuhalten. Weit mehr ambulante Kapazitäten müssen flexibler abrufbar und einsetzbar sein.
- Individuellen Ressourcen sind mehr zu achten und zu fördern, familiäre und professionelle Ressourcen stärker zu verbinden.
- Gerade Ersterkrankte sollten primär ambulant behandelt werden – auch im Sinne von Hometreatment. Aber auch sonst kann und soll Behandlung weit mehr vor Ort stattfinden.
- Es macht wenig Sinn, ambulante, teilstationäre und stationäre Angebote immer weiter zu spezialisieren, dafür aber immer mehr abrupte Wechsel des therapeutischen Bezugs in Kauf zu nehmen. Notwendig ist eine Spezialisierung auf den Einzelnen und seine Bezüge. Eine strukturübergreifende, also statusunabhängige Behandlungskontinuität erscheint als entscheidendes Qualitätskriterium.

Stigmatisierung beginnt nicht erst draußen und mit der Entlassung, sondern mit dem ersten Tag. Wir tragen die Verantwortung dafür, ob unsere Sprache anschlussfähig ist (Bock 2000). Das hohe Risiko der Etikettierung ist ein entscheidender Nachteil der Psychiatrie in den westlichen Industrieländern gegenüber den weniger entwickelten Ländern. Die Akzeptanz des Eigensinns kann uns helfen, unser Hilfesystem auf seine Beziehungsfähigkeit zu überprüfen, es bedürfnisorientiert weiterzuentwickeln und neu zu erden.

Literatur

Aderhold, V. (2003): Psychotherapie der Psychosen. Integrative Behandlungsansätze aus Skandinavien. Gießen: Psychosozial.

AG der Psychoseseminare (Hg.) (o.J.): »Es ist normal, verschieden zu sein!« Verständnis und Behandlung von Psychosen. Neumünster: Brücke Neumünster gGmbH. www.irremenschlich.de/download/func-startdown/1/ (08.09.2021).

Alanen, Y. O. (2001): Schizophrenie. Entstehung, Erscheinungsformen und die bedürfnisangepaßte Behandlung. Stuttgart: Klett-Cotta.

Aldenhoff, J. (1997): Überlegungen zur Psychobiologie der Depression. In: Der Nervenarzt, 68 (5), S. 379–389.

Amering, M.; Gmeiner, A. (2019): Recovery und die UN-Konvention für die Rechte von Menschen mit Behinderungen. In: Zuaboni, G.; Burr, C.; Winter, A.; Schulz, M. (Hg.): Recovery und psychische Gesundheit. Köln: Psychiatrie Verlag, S. 26–35.

Amering, M.; Schmolke, M. (2012): Recovery. Das Ende der Unheilbarkeit. Köln: Psychiatrie Verlag.

Angermeyer, M. C.; Holzinger, A.; Carta, M. G.; Schomerus, G. (2011): Biogenetic explanations and public acceptance of mental illness: systematic review of population studies. In: British Journal of Psychiatry, 199 (5), S. 367–372.

Antonovsky, A. (1993): The structure and properties of the sense of coherence scale. In: Social Science & Medicine, 36 (6), S. 725–733.

Baker, P. (2004): Die innere Stimme. Ein praktischer Ratgeber für Stimmenhörer. Broschüre (Bestellung unter www.stimmenoeren.de).

BApK e.V. / Familienselbsthilfe (Hg.) (2021): Wahnsinnig nah. Ein Buch für Familien und Freunde psychisch erkrankter Menschen. Köln: BALANCE buch + medien verlag.

Bauer, J. (2005): Warum ich fühle, was du fühlst. Intuitive Kommunikation und das Geheimnis der Spiegelneuron. Hamburg: Hoffmann und Campe.

Bock, T. (2000): Gemeinsam gegen Vorurteile – zur Auseinandersetzung um eine Antistigmakampagne. In: Soziale Psychiatrie, 24 (4), S. 16.

Bock, T. (2001): Lichtjahre. Psychosen ohne Psychiatrie. Köln: Psychiatrie Verlag.

Bock, T. (2014): Wird die Menschheit kränker oder die Krankheit menschlicher? In: Psychiatrische Praxis, 41 (03), S. 121–123.

Bock, T. (2018): Achterbahn der Gefühle. Mit Manie und Depression leben lernen. Köln: BALANCE buch + medien verlag.

Bock, T. (2020): Menschen mit Psychose-Erfahrung begleiten. Köln: Psychiatrie Verlag.

Bock, T.; Buck, D.; Esterer, I. (2000): »Es ist normal, verschieden zu sein«. Psychose-Seminare – Hilfen zum Dialog. Köln: Psychiatrie Verlag.

Bock, T.; Buck, D.; Esterer, I. (2007): Stimmenreich. Mitteilungen über den WahnSinn. Köln: BALANCE buch + medien verlag.

Bock, T.; Dörner, K.; Naber, D. (Hg.) (2014): Anstöße. Zu einer anthropologischen Psychiatrie. Köln: Psychiatrie Verlag.

Bock, T.; Fritz-Krieger, S.; Stielow, K. (2008): Belastungen und Herausforderungen. Situation und Perspektive von Geschwistern schizophrener Patienten. In: Sozialpsychiatrische Informationen, 38 (1), S. 23–31.

Bock, T.; Heinz, A. (2016): Psychosen. Ringen Selbstverständlichkeit. Köln: Psychiatrie Verlag.

Bock, T.; Kemme, G. (2003): Pias lebt gefährlich. Köln: BALANCE buch + medien verlag.

Bock, T.; Klapheck, K.; Ruppelt, F. (2014): Sinnsuche und Genesung. Erfahrungen und Forschungen zum subjektiven Sinn von Psychosen. Köln: Psychiatrie Verlag.

Bock, T.; Koesler, A. (2005): Bipolare Störungen verstehen und behandeln. Köln: Psychiatrie Verlag.

Bock, T.; Lambert, M. (2013): Hamburger Modell. Entwicklungspotenziale der Krankenhausversorgung. In: Nervenheilkunde, 32 (5), S. 270–274.

Bock, T.; Naber, D. (2003): Antistigmakampagne von unten – an Schulen. In: Psychiatrische Praxis, 30 (7), S. 402–408.

Brenner, H. D.; Böker, W. (1992): Verlaufsprozesse schizophrener Erkrankungen. Dynamische Wechselwirkungen relevanter Faktoren. Bern: Verlag Hans Huber.

Buck, D. (2002): Lasst euch nicht entmutigen. Texte (1968–2001). Norderstedt: Anne Fischer Verlag

Buck, D. (2014): Auf der Spur des Morgensterns. Köln: Psychiatrie Verlag.

Bühler Stelhé, T. (2005): Mein großer Bruder. Eine Geschichte von Ohnmacht und Liebe. Neumünster: Paranus.

Coleman, R. (1999): Recovery – an alien concept. Gloucester: Handsell Publishing.

Coleman, R.; Baker, P.; Taylor, K. (2006): Working towards recovery. Lewis: P&P Press.

Copeland, M. E. (o.J.): Doors to wellbeing. www.copelandcenter.com (08.09.2021).

Copeland, M. E. (o.J.): Welcome to the global WRAP community. www.mentalhealthRecovery.com (08.09.2021).

Davidson L.; Bellamy, C.; Guy, K.; Miller, R. (2012): Peer support among persons with severe mental illnesses: a review of evidence and experience. In: World Psychiatry, 11 (2), S. 123–128.

Deegan, P. (2005a): Recovery as a journey of the heart. In: Davidson, L.; Harding, C.; Spaniol, L. (Hg.): Recovery from severe mental illnesses: research evidence and implications for practice. Boston: Center for Psychiatric Rehabilitation, S. 57–68.

Deegan, P. (2005b): The importance of personal medicine: A qualitative study of resilience in people with psychiatric disabilities. In: Scandinavian Journal of Public Health, 33 (66), S. 29–35.

DGPPN (2019): Psychosoziale Therapien bei Menschen mit schweren psychischen Erkrankungen. www.awmf.org/leitlinien/detail/ll/038-020.html (01.09.2021).

Dörner, K.; Egetmeyer, A.; Koenning, K. (Hg.) (2014): Freispruch der Familie. Wie Angehörige psychiatrischer Patienten sich in Gruppen von Not und Einsamkeit, Schuld und Last frei-sprechen. Köln: BALANCE buch + medien verlag.

Dörner, K.; Plog, U.; Bock, T.; Brieger, P.; Heinz, A.; Wendt, F. (Hg.) (2019): Irren ist menschlich. Lehrbuch der Psychiatrie und Psychotherapie. Köln: Psychiatrie Verlag.

Bock, T.; Schulz, G. (2020): Psychose zu Zeiten der Corona-Krise. In: Eppendorfer, 34 (3), S. 6.

Fenton, W. S. (2000): Evolving perspectives on individual psychotherapy for schizophrenia. In: Schizophrenia Bulletin, 26 (1), S. 47–72.

Fenton, W. S.; Mosher, L. R.; Herrell, J. M.; Blyler, C. R. (1989): A randomized trial of general hospital versus residential alternative care for patients with severe and persistent mental illness. In: American Journal of Psychiatry, 155 (4), S. 523–529.

Finzen, A. (2013): Stigma psychische Krankheit. Vom Umgang mit Vorurteilen, Schuldzuweisungen und Diskriminierungen. Köln: Psychiatrie Verlag.

Fisher, D. (o.J.): Discover your power. www.power2u.org (08.09.2021).

Frankl, V. (2002): Was nicht in meinen Büchern steht. Lebenserinnerungen. Weinheim: Beltz.

Frankl, V. (2015): Der Wille zum Sinn. Göttingen: Hogrefe.

Frese, F. J.; Stanley, J.; Kress, K.; Vogel-Scibilia, S. (2001): Integrating evidence-based practices and the recovery model. In: Psychiatric Services, 52 (11), S. 1462–1468.

HIGGINS, J.; GORE, R.; GUTKIND, D.; MEDNICK, S. A.; PARNAS, J.; SCHULSINGER, F.; CANNON, T. D. (1997): Effects of child-rearing by schizophrenic mothers: a 25-year follow-up. In: Acta Psychiatrica Scandinavica, 96 (5), S. 402–404.

HOFF, K. (2014): Das Subjekt als Objekt – historische Betrachtungen aus aktuellem Anlass. In: BOCK, T.; DÖRNER, K.; NABER, D. (Hg.): Anstöße. Zu einer anthropologischen Psychiatrie. Köln: Psychiatrie Verlag, S. 111–121.

HOMEIER, S. (2018): Sonnige Traurigtage. Ein Kinderfachbuch für Kinder psychisch kranker Eltern. Frankfurt a. M.: Mabuse-Verlag.

HÜBNER, K. (2021): Okay, danke, ciao! Eine Geschichte über Freundschaft und Obdachlosigkeit. München: Wilhelm Heyne Verlag.

HUETHER, G. (2014): Ängste als Auslöser psychischer Störungen. Die neurobiologische Verankerung von Erfahrungen. In: BOCK, T.; DÖRNER, K.; NABER, D. (Hg.): Anstöße. Zu einer anthropologischen Psychiatrie. Köln: Psychiatrie Verlag, S. 34–43.

JAYNES, J. (1988): Der Ursprung des Bewusstseins durch den Zusammenbruch der bikameralen Psyche. Hamburg: Rowohlt Verlag.

JENTGES, J. (1994): Fahnen für den Weltkongreß / Die weißen, sterilen Hände der Psychiatrie. In: Brückenschlag, Band 10. Angst, Ausgrenzung, Gewalt. Am Ende der Mitmenschlichkeit? Neumünster: Paranus, S. 50–71.

JENTGES, J. (2000): liederlicht bis lichterloh. Ein Gedankenbilderbuch. Neumünster: Paranus.

KANE, J. M.; KINON, B.; JOHNS, C.; PEROVICH, R. (1993): Alternative strategies for treating neuroleptic nonresponsive patients. In: Schizophrenia Research, 9 (2–3), S. 240.

KAL, D. (2022): Gastfreundschaft. Das niederländische Konzept Kwartiermaken. Köln: PARANUS im Psychiatrie Verlag.

KATSCHNIG, H.; AMERING, M. (HG.) (2005): Stimmenhören. Medizinische, psychologische und anthropologische Aspekte. Wien: facultas.

KISKER, K. P. (1960): Der Erlebniswandel des Schizophrenen. Ein psychopathologischer Beitrag zur Psychonomie schizophrener Grundsituationen. Heidelberg: Springer-Verlag.

KNUF, A. (2004): Vom demoralisierenden Pessimismus zum vernünftigen Optimismus. Eine Annäherung an das Recovery-Konzept. In: Soziale Psychiatrie, 1, S. 38–40.

KNUF, A. (2020): Recovery und Empowerment. Köln: Psychiatrie Verlag.

Krämer, U; Ackers, S.; Ziegenhagen, J.; Friesecke, E.; Künneke, T. (2019): Das Recoveryverständnis von Initiativen Psychiatrieerfahrener. In: Zuaboni, G.; Burr, C.; Winter, A.; Schulz, M. (Hg.): Recovery und psychische Gesundheit. Köln: Psychiatrie Verlag, S. 36–47.

Lecic-Tosevski, D.; Christodoulou, N.; Herrman, H.; Hosman, C.; Jenkins, R.; Newton, J.; Rajkumar, S.; Saxena, S.; Schmolke, M. (2003): WPA Consensus Statement on Psychiatric Prevention. In: Dynamic Psychiatry, 36 (5–6), S. 316–319).

Leff, J.; Sartorius, N.; Jablensky, A.; Korten, A.; Ernberg, G. (1992): The international pilot study of schizophrenia: five-year follow-up findings. In: Psychological Medicine, 22 (1), S. 131–145.

Mahlke, C.; I.; Priebe, S.; Heumann, K.; Daubmann, A.; Wegscheider, K.; Bock, T. (2016): Effectiveness of one-to-one peer support for patients with severe mental illness – a randomised controlled trial. In: European Psychiatry, 42, S. 103–110.

Mattejat. F.; Lisofsky, B. (Hg.) (2014): Nicht von schlechten Eltern. Kinder psychisch Kranker. Köln: Psychiatrie Verlag.

McGuire, P. K.; Shah, G. M.; Murray, R. M. (1993): Increase blood flow in Broca´s area during auditory hallicinations in schizophrenia. In: Lancet, 342 (8873), S. 703–706.

McGuire, P. K.; Silbersweig, D. A.; Wright, I.; Murray, R. M.; David, A. S.; Frackowiak, R. S.; Frith, C. D. (1995); Abnormal monitoring of inner speech: a physiological basis for auditory hallucination. In: Lancet, 346 (8975), S. 596–600.

Meissel, T. (2014): Verantwortung, Schuld und Schuldgefühle in der Familie. Die konflikthafte Existenz des Menschen. In: Bock, T.; Dörner, K.; Naber, D. (Hg.): Anstöße. Zu einer anthropologischen Psychiatrie. Köln: Psychiatrie Verlag, S. 264–273.

Mercier, P. (2004): Nachtzug nach Lissabon. München: Carl Hanser Verlag.

Möhlenkamp, G. (2014): Über den Nachteil eines Vorteils. Psychotische Reizoffenheit und menschliche Evolution. In: Bock, T.; Dörner, K.; Naber, D. (Hg.): Anstöße. Zu einer anthropologischen Psychiatrie. Köln: Psychiatrie Verlag, S. 84–92.

Prins, S. (2004): Krankheit als Lebensmittelpunkt – Wie mache ich alles falsch? In: Aktion psychisch Kranke; Schmidt-Zadel, R.; Kunze, H.; Peukert, R. (Hg.): Prävention bei psychischen Erkrankungen. Neue Wege in Praxis und Gesetzgebung. Köln: Psychiatrie Verlag, S. 316–321.

Romme, M. A.; Escher, A. D. (1989): Hearing voices. In: Schizophrenia Bulletin, 15 (2), S. 209–216.

Rössler, W.; Salize, H. J.; Cucchiaro, G.; Reinhard, I.; Kernig, C. (1999): Does the place of treatment influence the quality of life of schizophrenics? In: Acta Psychiatrica Scandinavica, 100 (2), S. 142–148.

Schneider, K. (2007): Klinische Psychopathologie. Stuttgart: Thieme.

Schomerus, G.; Schwahn, C.; Holzinger, A.; Corrigan, P. W.; Grabe, H. J.; Carta, M. G.; Angermeyer, M. C. (2012): Evolution of public attitudes about mental illness: a systematic review and meta-analysis. In: Acta Psychiatrica Scandinavica, 125 (6), S. 440–152.

Sielaff, G. (1994): Kinder psychisch kranker Eltern. Diplomarbeit, Universität Hamburg.

Sozialpsychiatrische Informationen (2005): Ökonomie ohne Menschen – zur Verteidigung der Kultur des Sozialen (mit Beiträgen von O. Negt, K. Dörner, F. Bremer, S. Prins), 35 (4).

Spitzer, M. (2004): Selbstbestimmen. Gehirnforschung und die Frage: Was sollen wir tun? München: Elsevier.

Terzioglu, P. (2005): Die gelungene Arzt-Patient-Kooperation in der psychiatrischen Praxis. Köln: Psychiatrie Verlag.

Zaumseil, M.; Leferink, K. (Hg.) (1997): Schizophrenie in der Moderne. Modernisierung der Schizophrenie. Köln: Psychiatrie Verlag.

Zaumseil, M.; Terzioglu, P. (2005): Beziehungsaspekte in der psychiatrischen Pharmakotherapie. Partizipation in der ambulanten Behandlung psychoseerfahrener Patienten. In: Bock, T.; Dörner, K.; Naber, D. (Hg.): Anstöße. Zu einer anthropologischen Psychiatrie. Köln: Psychiatrie Verlag, S. 252–263.

Zuaboni, G.; Burr, C.; Winter, A.; Schulz, M. (Hg.) (2019): Recovery und psychische Gesundheit. Köln: Psychiatrie Verlag,

Thomas Bock
Psychose und Eigensinn
Noncompliance als Chance
PARANUS im Psychiatrie Verlag
1. Auflage 2021, Nachdruck 2024
ISBN Print 978-3-96605-177-4
ISBN PDF 978-3-96605-178-1

Bibliografische Information der Deutschen Nationalbibliothek
Die Deutsche Nationalbibliothek verzeichnet diese Publikation
in der Deutschen Nationalbibliografie;
detaillierte bibliografische Daten sind im Internet über
http://dnb.d-nb.de abrufbar.

Umschlagkonzeption und -gestaltung: GRAFIKSCHMITZ, Köln,
unter Verwendung eines Bildes von Hildegard Wohlgemuth

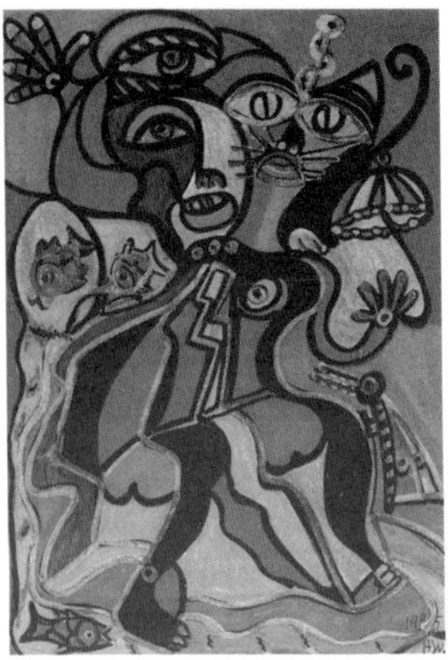

Dieses Bild kann vollständig unter
www.psychiatrie-verlag.de/product/psychose-und-eigensinn/ angesehen werden.
Lektorat der Erstauflage: Hartwig Hansen, Hamburg
Typografiekonzeption und Satz: Iga Bielejec, Nierstein
Druck und Bindung: Plump Druck & Medien GmbH, Rheinbreitbach